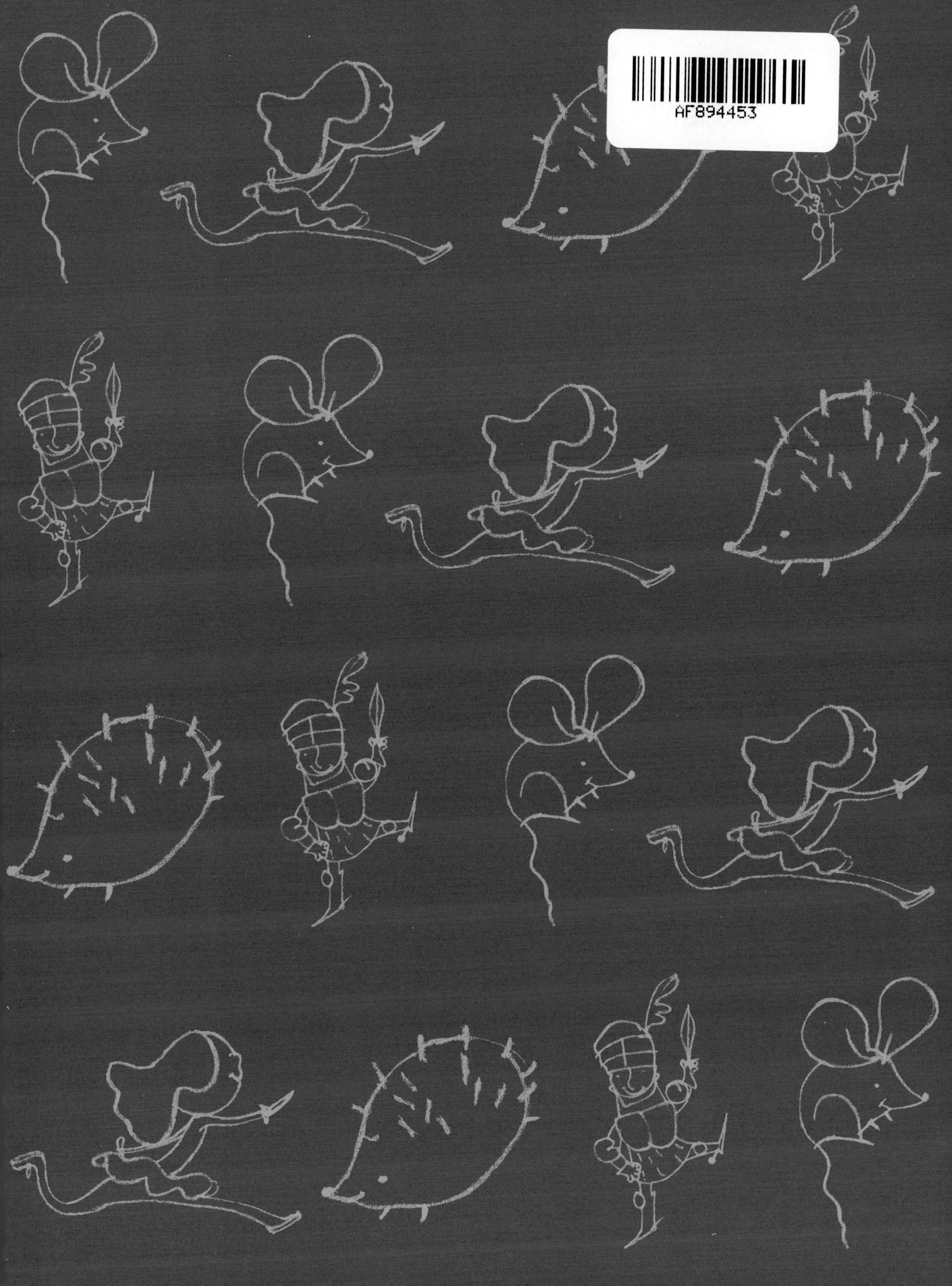

Catalogage avant publication
de Bibliothèque et Archives nationales du Québec
et Bibliothèque et Archives Canada

Noreau, Danielle

Les victoires de Grégoire :
une histoire sur... la dysphasie
3e édition

(Une histoire sur...)
Édition originale: c2010
Pour enfants de 4 ans et plus

ISBN papier 978-2-89739-502-5
ISBN numérique / pdf 978-2-89739-503-2

1. Troubles du langage - Ouvrages pour
la jeunesse. 2. Troubles du langage chez l'enfant.
I. Jorisch, Stéphane. II. Titre. III. Collection : Histoire sur...

RC423.N67 2016 j616.85'5
C2015-942398-8

Direction éditoriale (édition originale):
Claire Chabot
Adaptation/mise à jour (réédition):
Françoise Robert
Révision : Danielle Patenaude
Direction artistique : Marie-Josée Legault
Graphisme : Nancy Jacques

Droits et permissions :
barbara.creary@dominiqueetcompagnie.com
Service aux collectivités :
espacepedagogique@dominiqueetcompagnie.com
Service aux lecteurs :
serviceclient@editionsheritage.com

Dépôt légal : 3e trimestre 2016
Bibliothèque et Archives nationales du Québec
Bibliothèque et Archives Canada

Dominique et compagnie
1101, avenue Victoria
Saint-Lambert (Québec) J4R 1P8
Téléphone : 514 875-0327
Télécopieur : 450 672-5448
dominiqueetcompagnie@editionsheritage.com
dominiqueetcompagnie.com

Imprimé en Chine

Nous reconnaissons l'aide financière
du gouvernement du Canada par l'entremise
du Fonds du livre du Canada.

Nous reconnaissons l'aide financière
du gouvernement du Québec par l'entremise
du Programme de crédit d'impôt – SODEC –
Programme d'aide à l'édition de livres.

Nous remercions le Conseil des arts
du Canada de l'aide accordée
à notre programme de publication.

Les victoires de Grégoire

Danielle Noreau, orthophoniste
Illustrations de Stéphane Jorisch

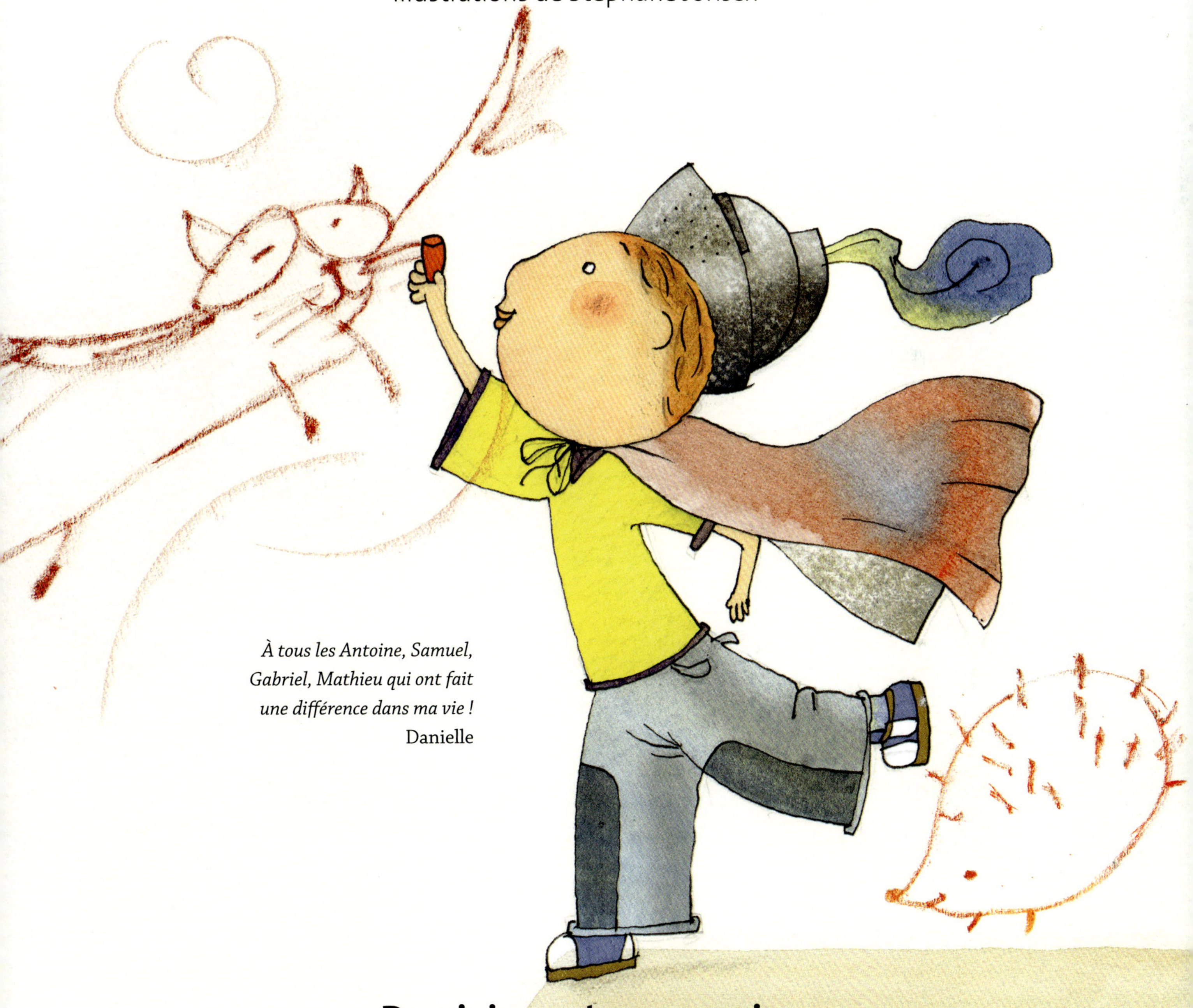

*À tous les Antoine, Samuel,
Gabriel, Mathieu qui ont fait
une différence dans ma vie !*
Danielle

Dominique et compagnie

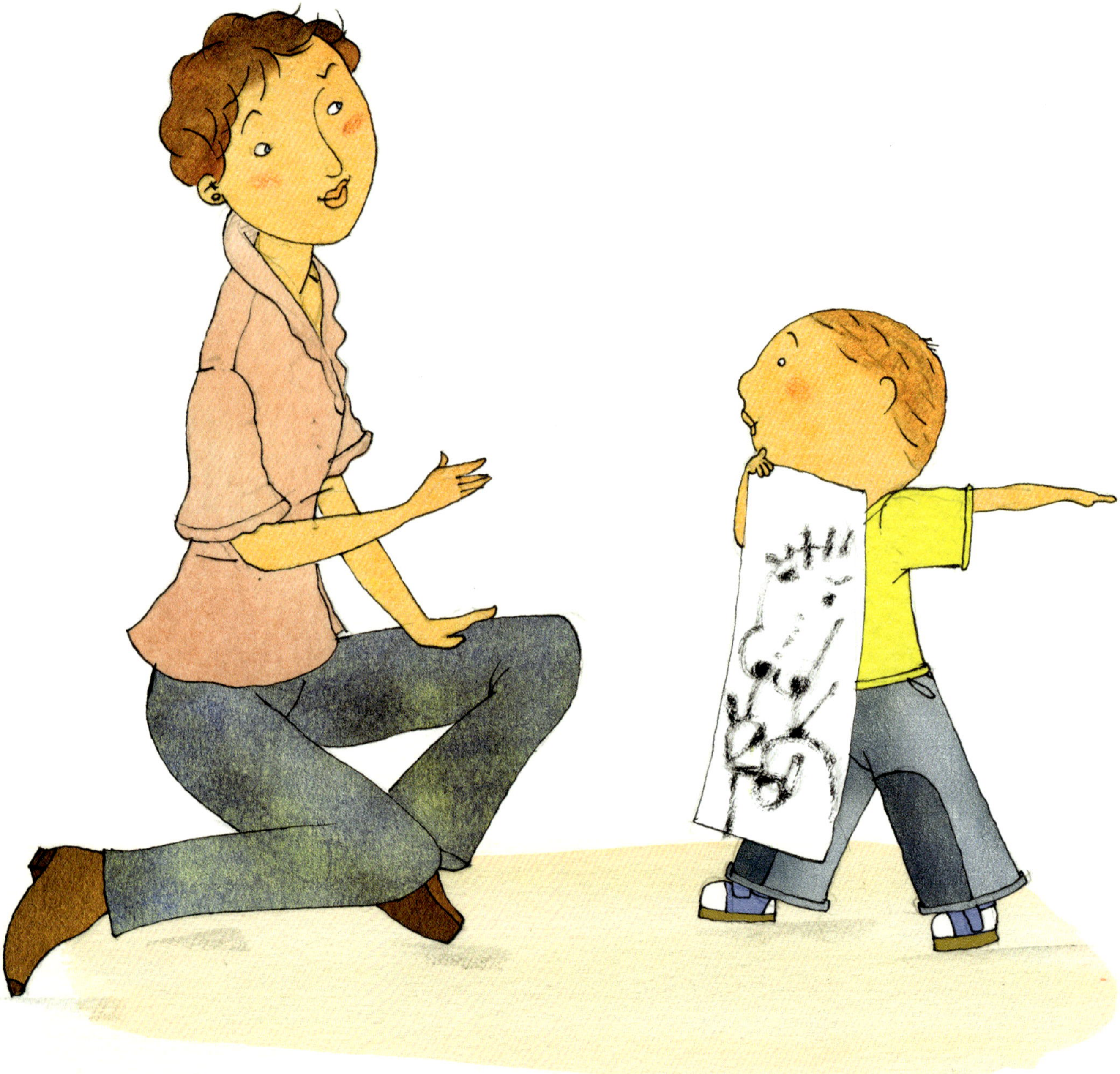

Grégoire est prêt pour sa première journée à la maternelle. Il a très hâte d'aller à l'école, comme un grand ! Il a fait un joli dessin pour son enseignante : un dragon et un chevalier. Grégoire est très habile pour dessiner des dragons qui crachent du feu.

– *Maman, étole ça ?* demande Grégoire.

– Tu veux apporter ton dessin à l'école ? Alors mets-le dans ton sac à dos, répond maman.

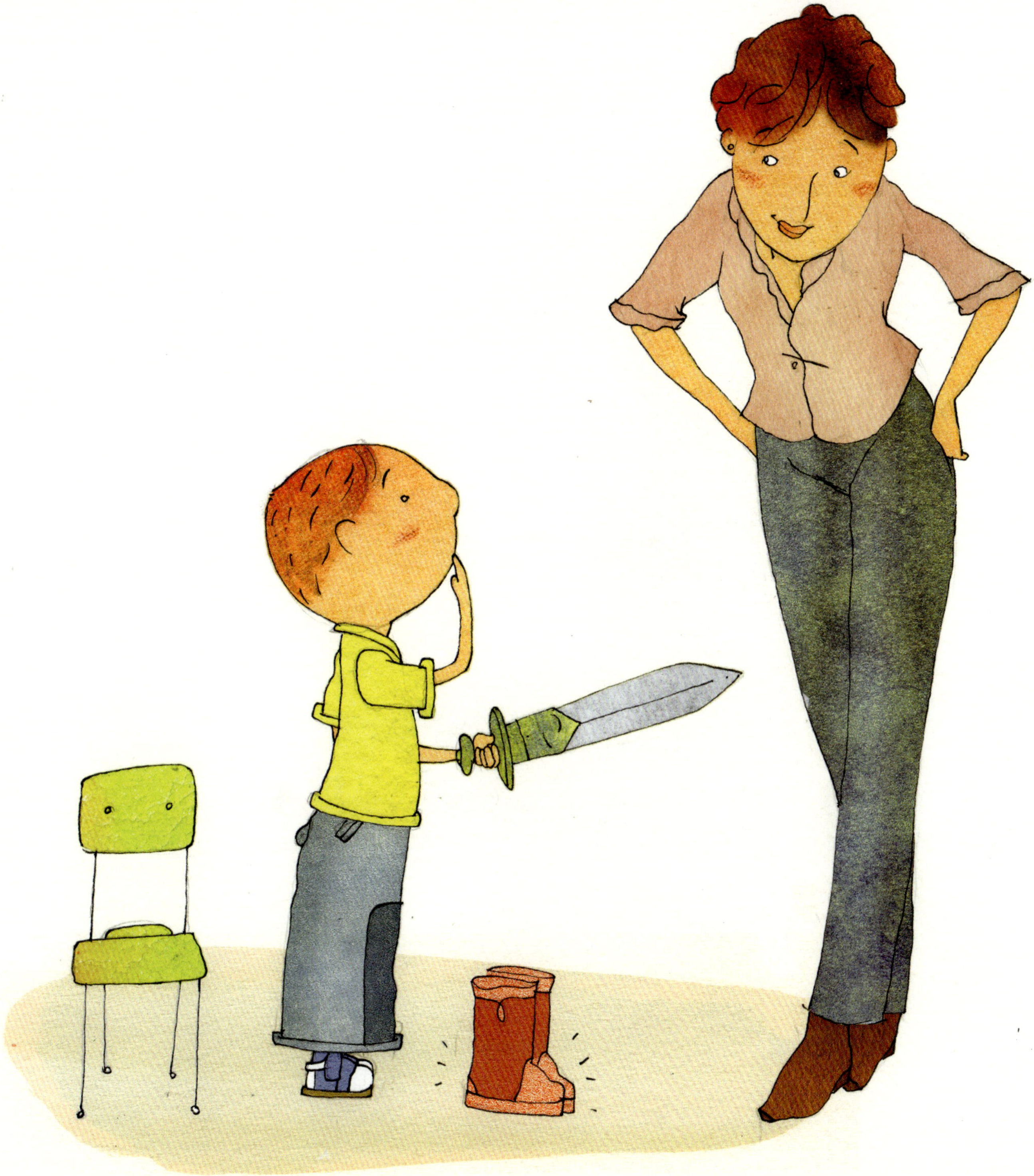

Grégoire court chercher son sac à dos dans sa chambre et revient avec ses bottes en caoutchouc et son épée de chevalier.

– Mais où est ton sac à dos ? demande maman.

– Oups ! répond Grégoire.

Il repart dans sa chambre à toute vitesse.

Grégoire entre dans sa classe et regarde les autres enfants.
Il aperçoit Xavier qui était à la garderie avec lui l'année dernière.
Il l'a reconnu tout de suite ! Il s'approche de son ami et le prend par le bras.
– *É fait dessin,* dit Grégoire.
– Oh ! c'est beau ! C'est toi qui as fait ce dessin-là ! s'exclame Xavier.

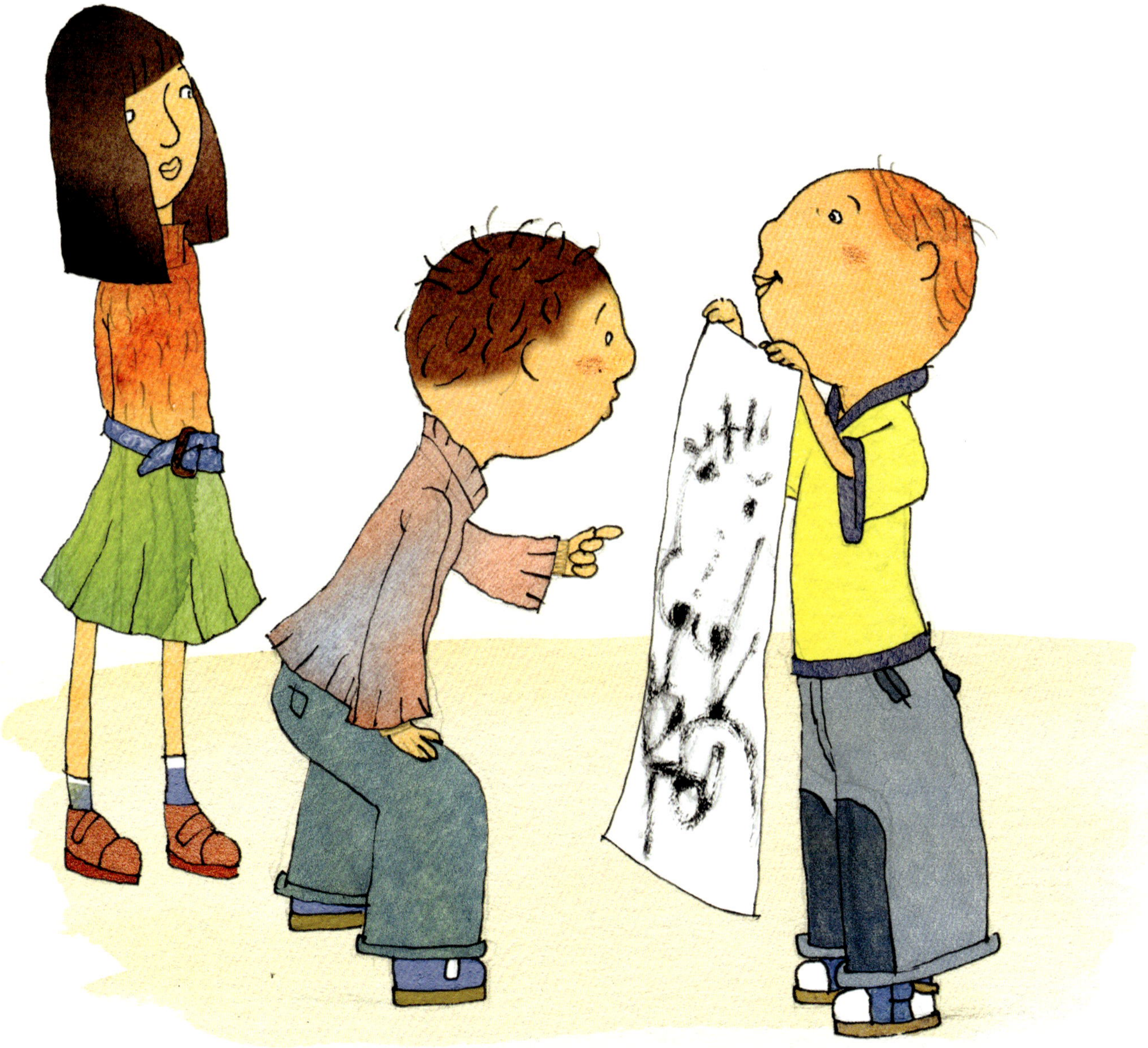

– Bonjour, je m'appelle madame Annie, dit l'enseignante. Grégoire la regarde. Il observe ses dents lorsqu'elle parle, mais il ne comprend pas ce qu'elle dit.

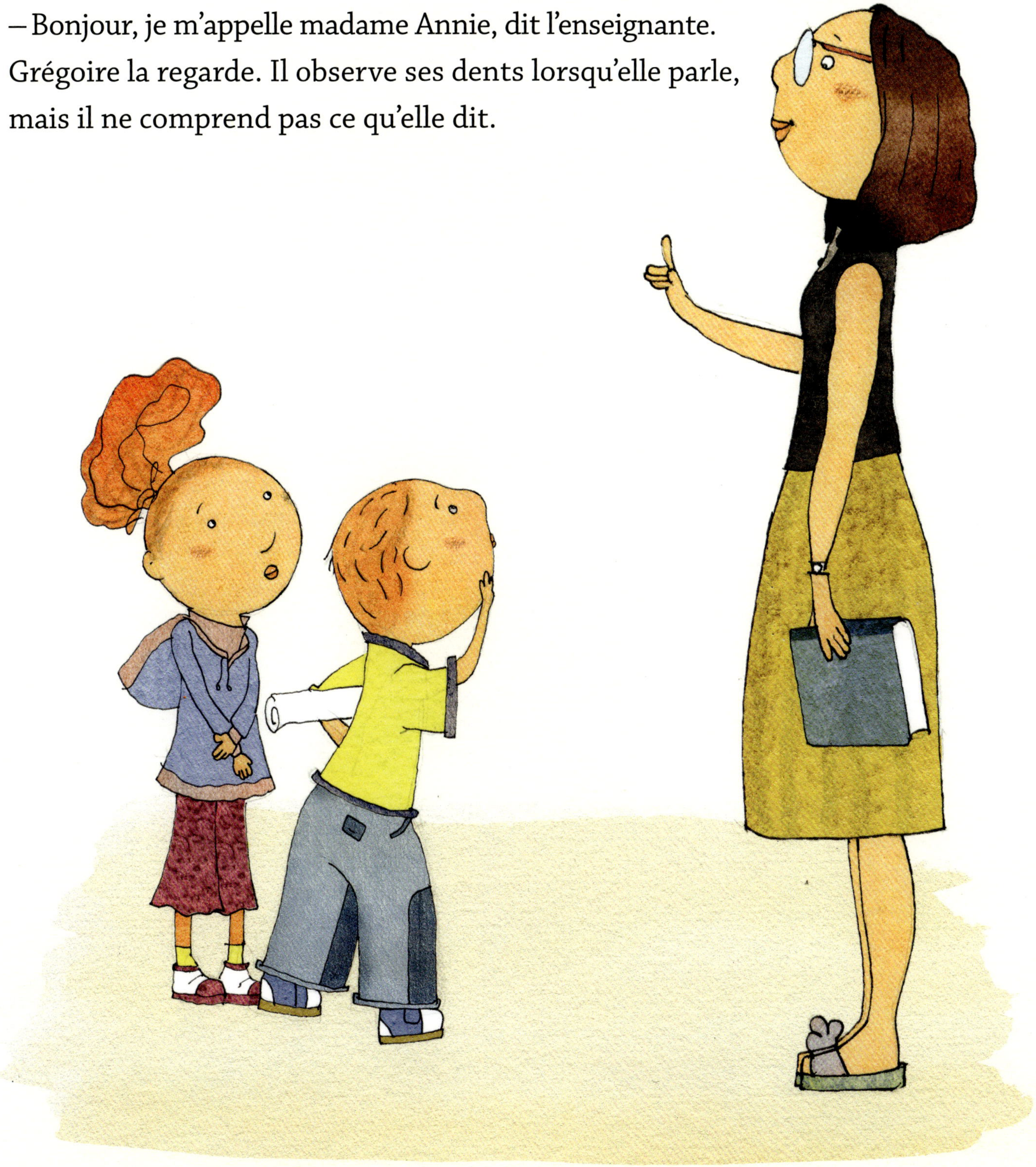

– Venez vous asseoir en cercle, demande l'enseignante, en faisant de grands mouvements avec ses bras. Grégoire trouve ça très drôle. Il sourit, mais il ne sait pas trop ce qu'il doit faire. Il cherche son ami Xavier du regard, va se placer à côté de lui et l'imite.

– Qui veut raconter ses vacances d'été ? demande madame Annie.
Justine lève la main.
– Moi, j'ai pêché un gros poisson, dit-elle fièrement. Ensuite, j'ai vu un raton laveur. Il était...
Grégoire lui coupe la parole.
– *É paton é té é dents mé,* dit-il.
Grégoire parle fort et fait de grands gestes. Les élèves le trouvent drôle, mais personne ne comprend ce qu'il raconte.
Justine, elle, est furieuse.
Madame Annie réalise que Grégoire a beaucoup de difficulté à s'exprimer.

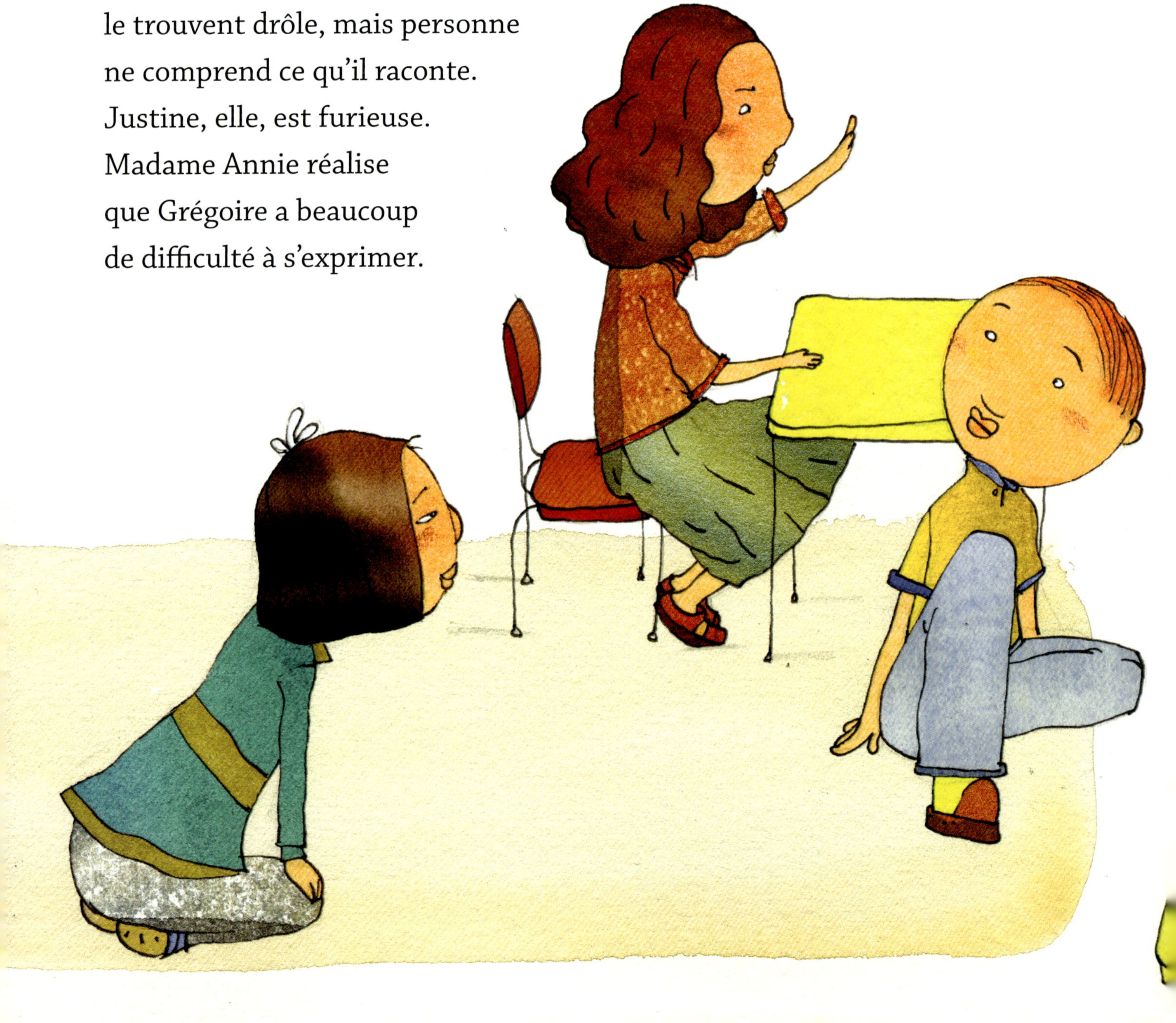

– Grégoire, approche-toi,
dit-elle doucement.
Tu es allé pêcher, toi aussi ?
Tu as pêché un gros poisson
avec de grosses dents ?
Grégoire répond oui
de la tête.

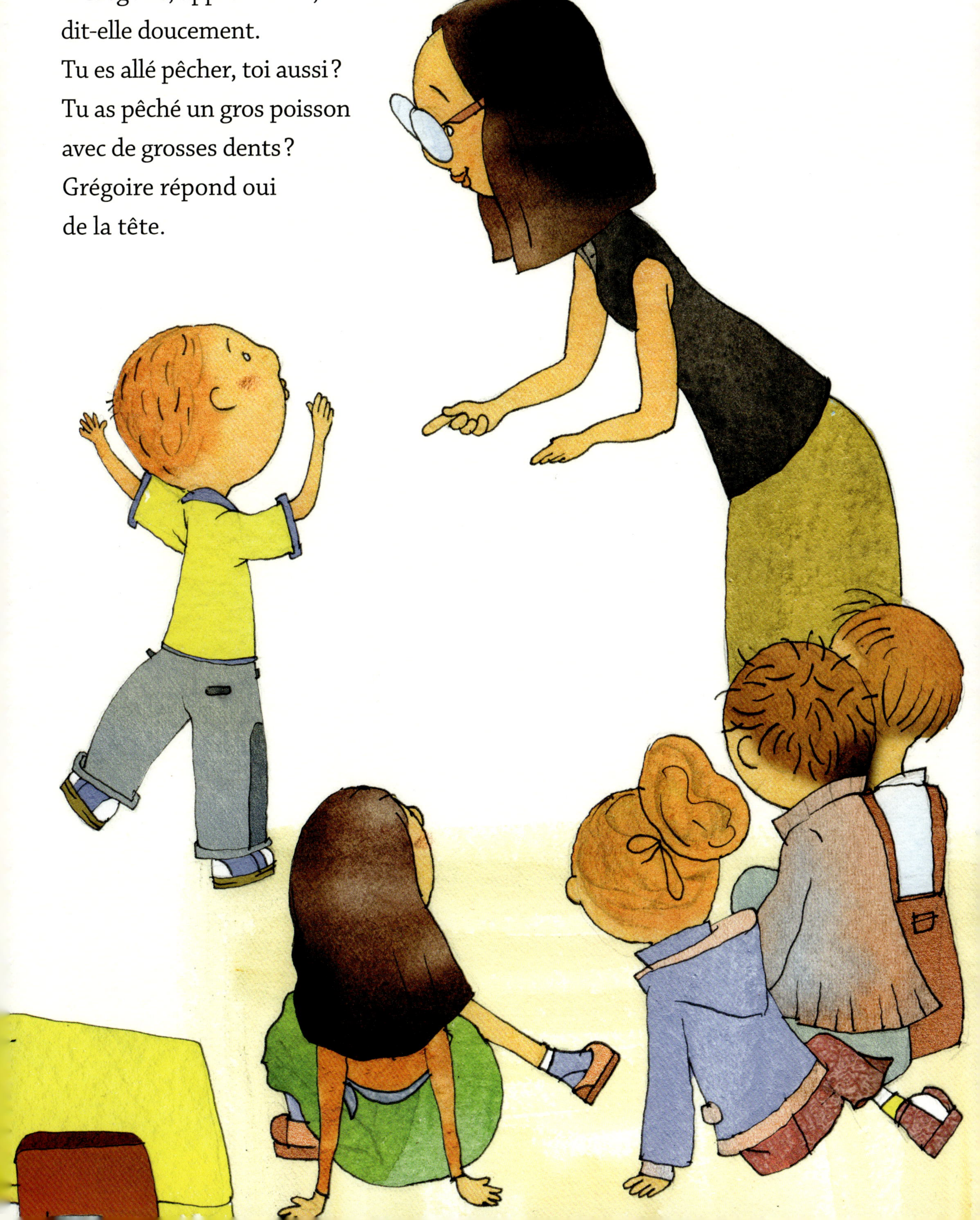

– Viens dessiner ton raton laveur au tableau, propose madame Annie à Justine.
Grégoire observe attentivement la fillette.
Il se dit qu'il peut, lui aussi, faire tout plein de ratons laveurs. Des rouges, des bleus et des ratons à plumes qui volent.
Grégoire se tortille à sa place et se parle tout haut.
– *Mé é bon é fait aton.*
– Tu veux venir dessiner un raton laveur, toi aussi ? demande madame Annie.
Les yeux de Grégoire s'illuminent et il va vite au tableau.
Tous les amis sont impressionnés par sa rapidité.
Grégoire a vraiment un talent pour le dessin.

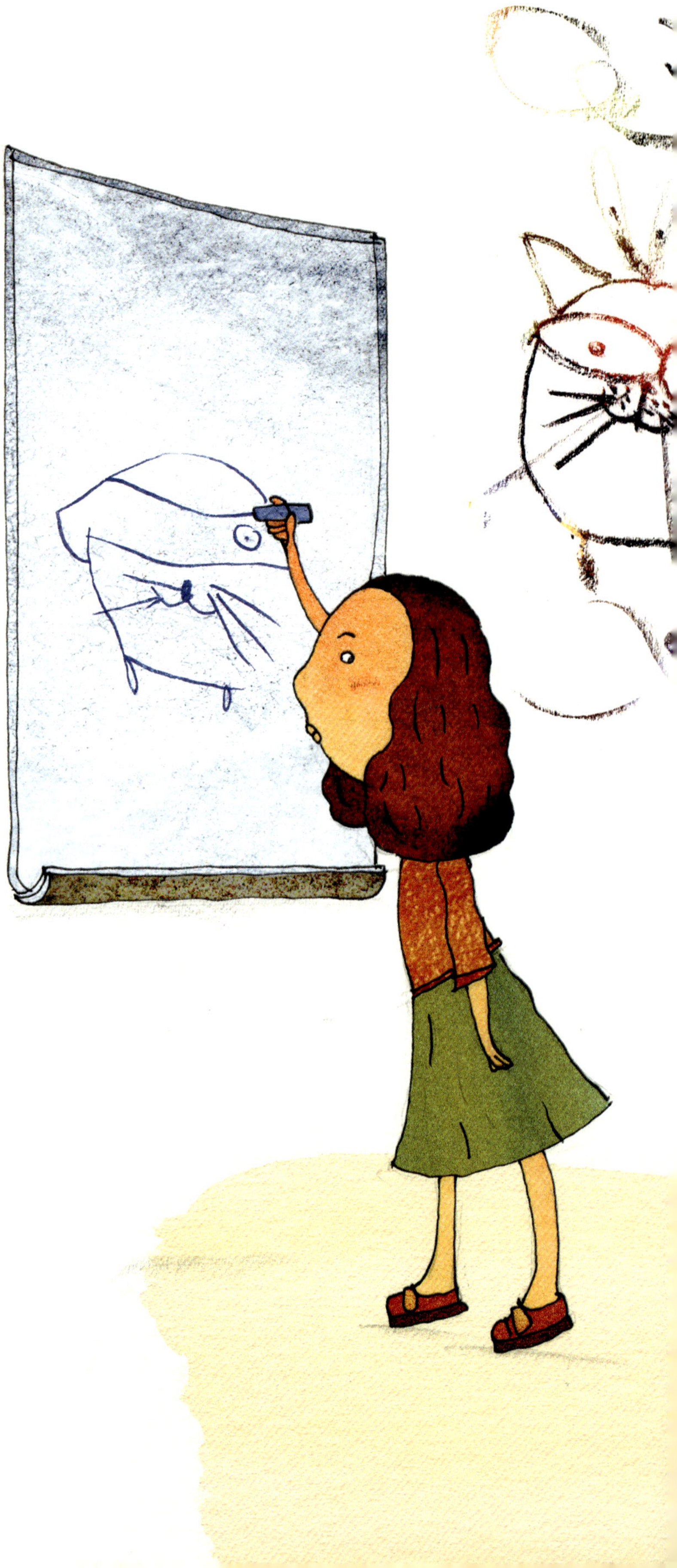

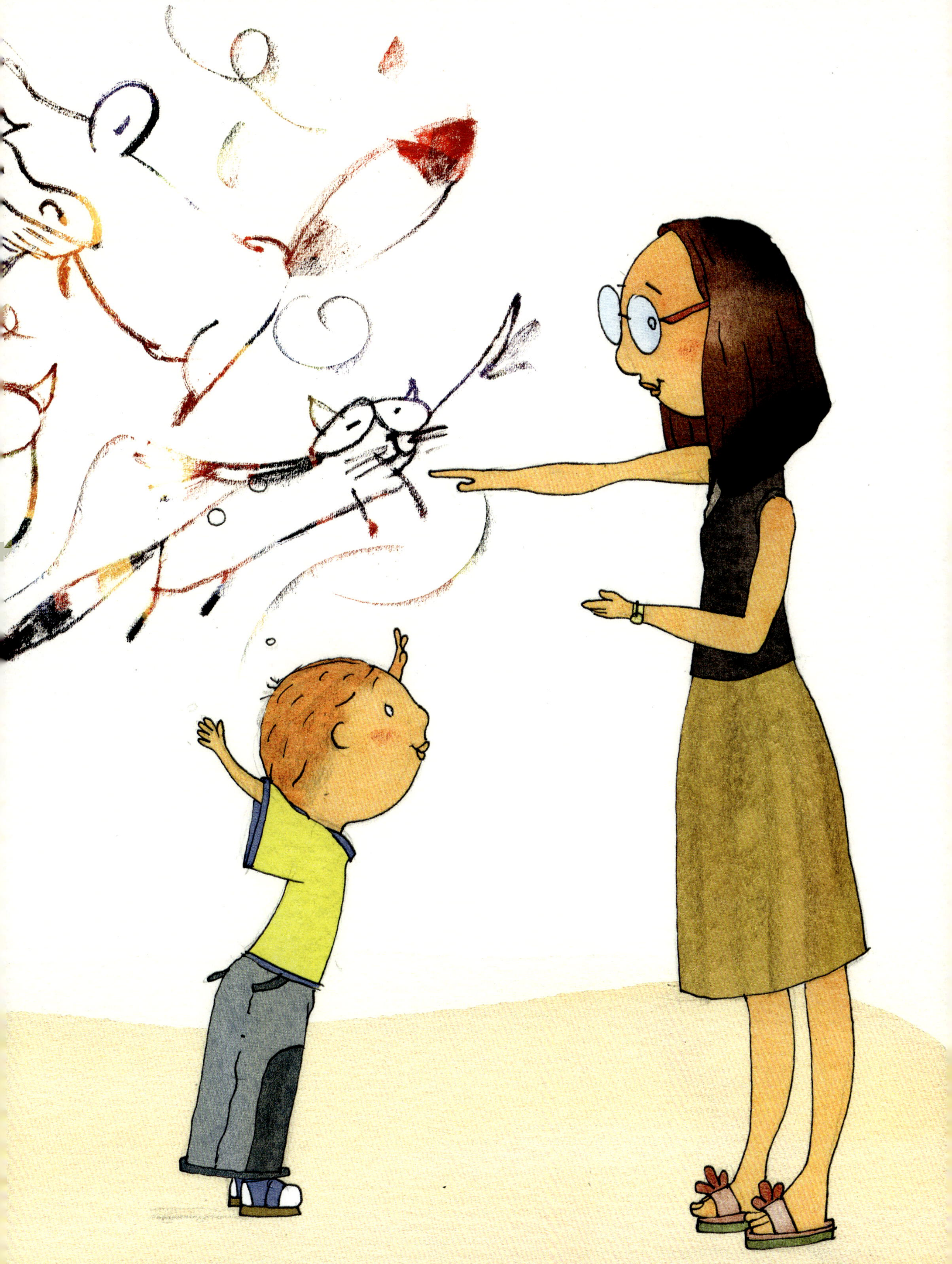

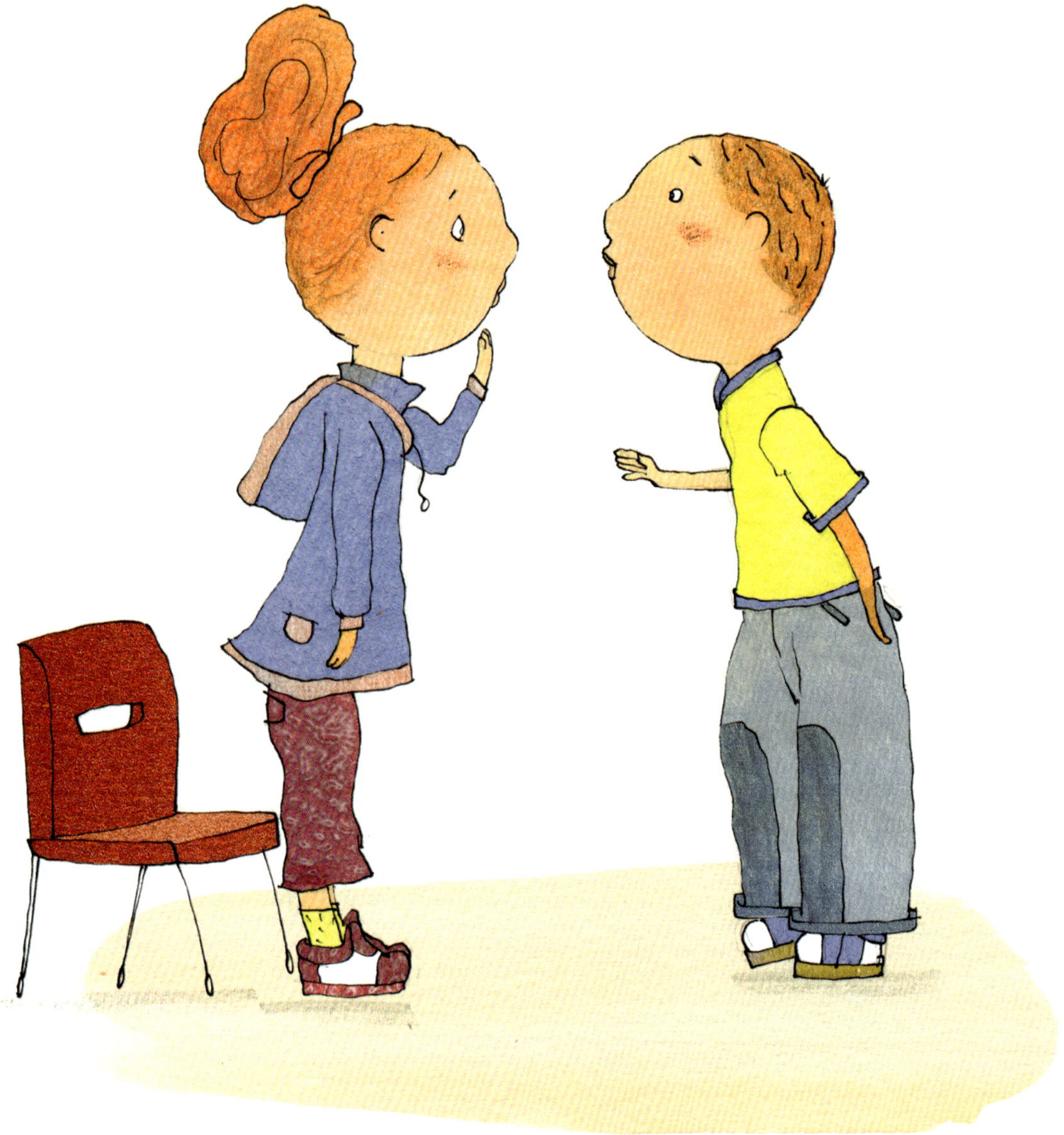

Ophélie s’approche de Grégoire.
– Comment t’appelles-tu ? demande-t-elle.
– *Déda,* répond Grégoire.
– Déda ? dit-elle en hésitant.
– *Non, pas DÉDÂ ! DÉDA !*
répète Grégoire, plus fort.
Ophélie ne comprend pas.
Elle lui prend la main
et l’entraîne avec elle à la table
des jeux d’observation.

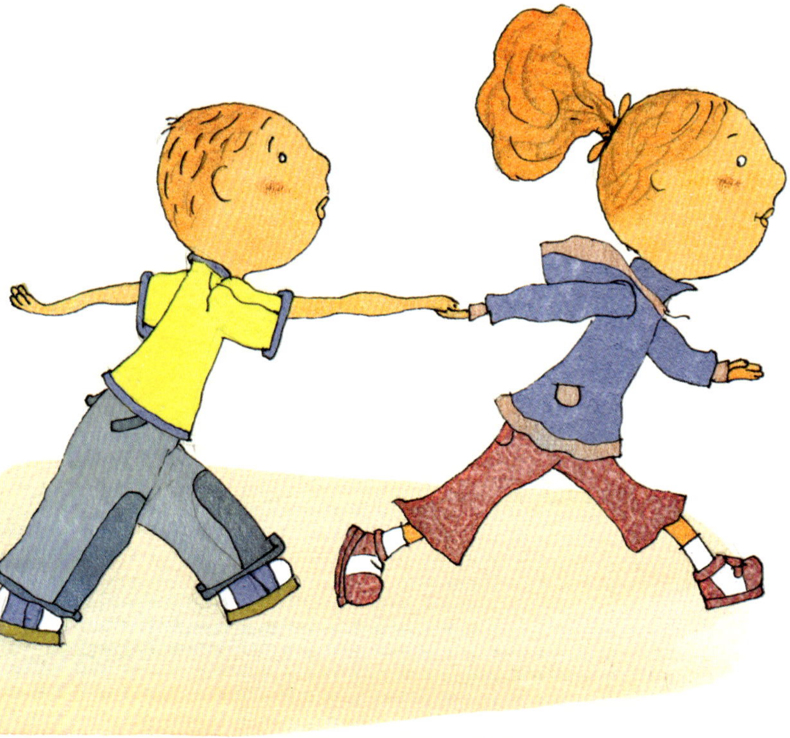

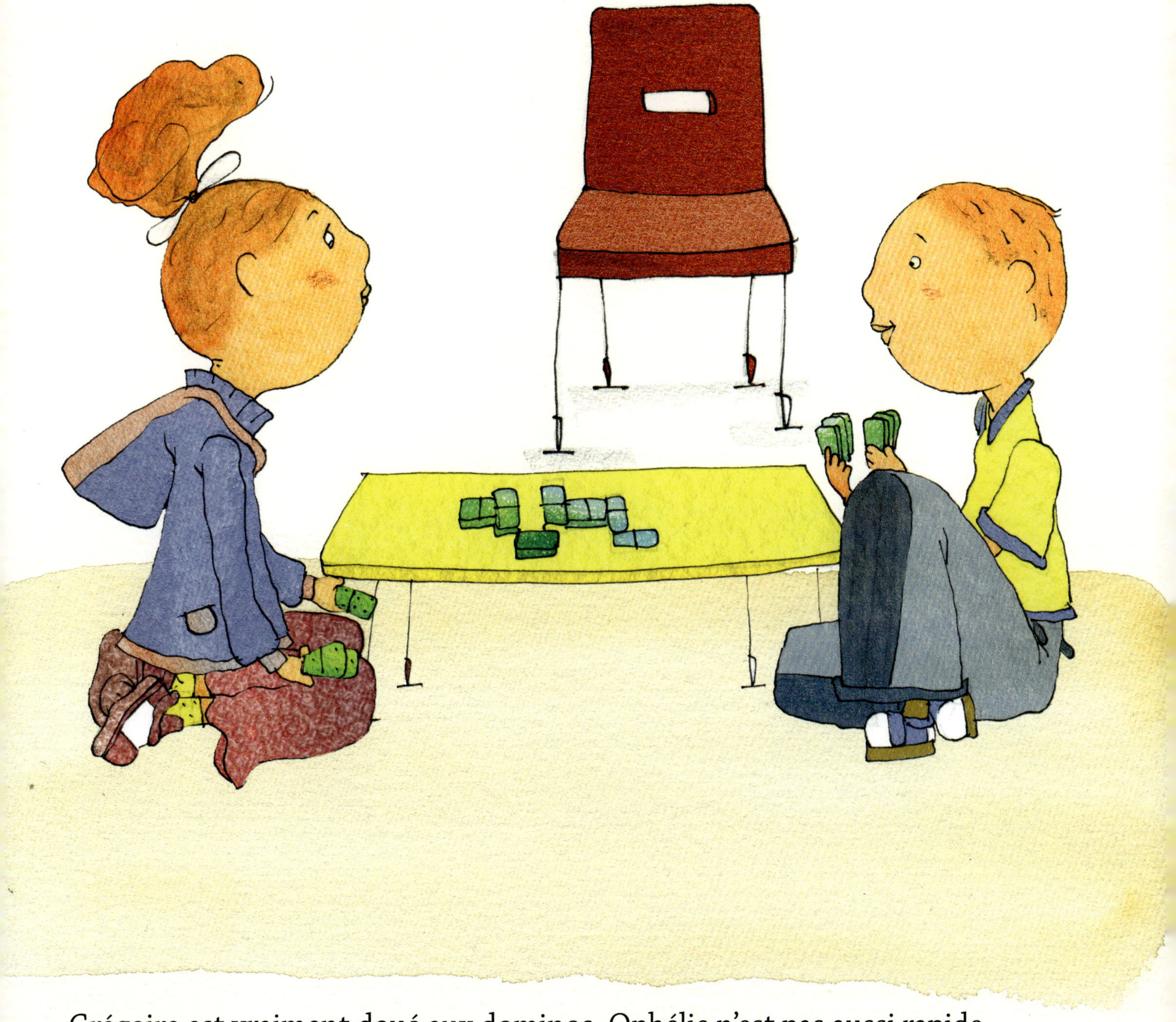

Grégoire est vraiment doué aux dominos. Ophélie n'est pas aussi rapide que lui, elle doit compter les petits points à chaque fois.

– Comment fais-tu pour trouver les pièces aussi vite ? demande-t-elle.

Grégoire ne répond pas. Ophélie est intriguée. Elle se demande quelle langue parle Grégoire. Elle lui dit quelques mots d'anglais qu'elle a appris.

Grégoire la regarde sans comprendre. Il trouve qu'Ophélie est jolie.

Alors il lui fait le plus beau des sourires.

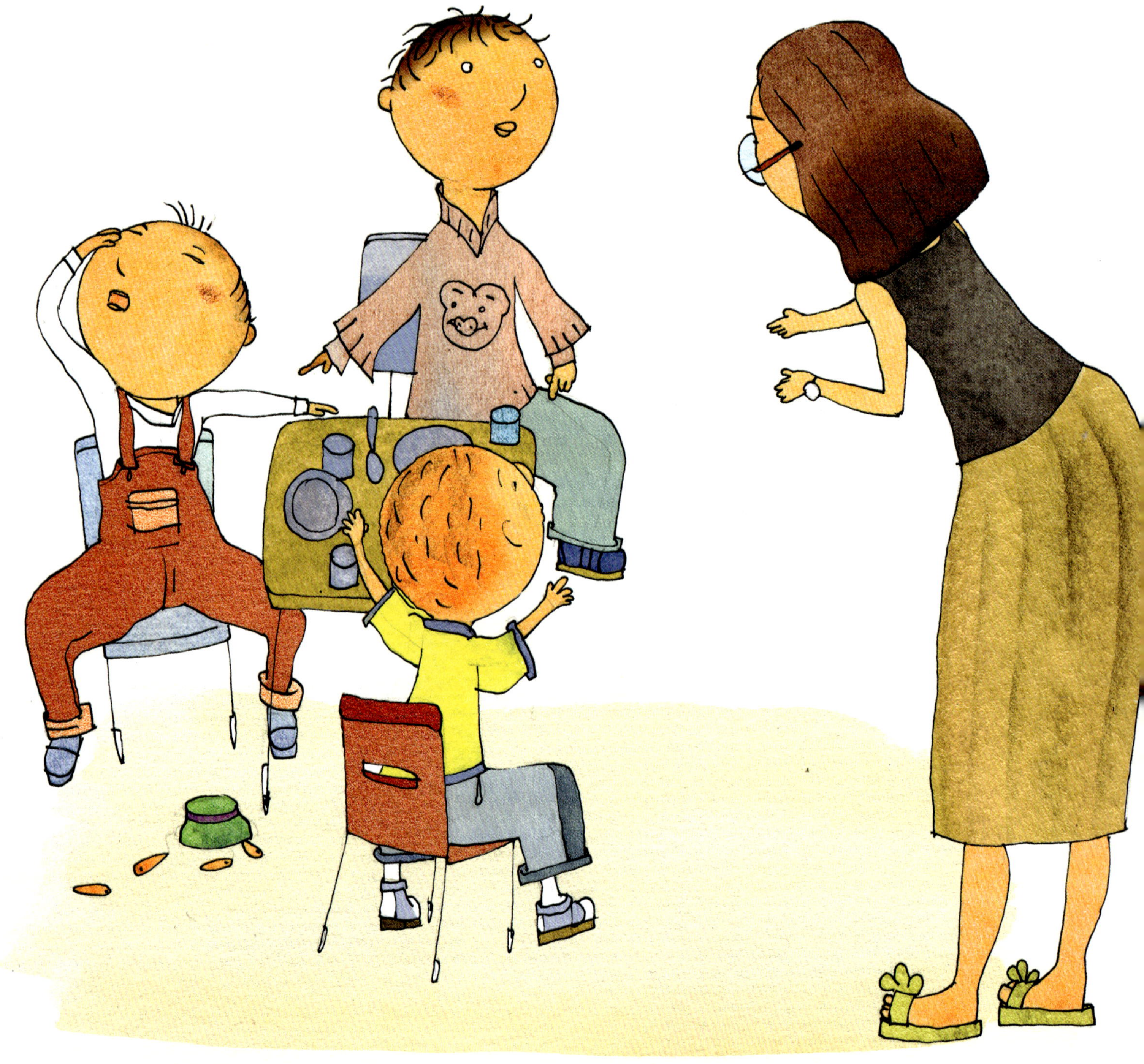

C’est l’heure du repas. Grégoire lance les carottes de Simon par terre. Celui-ci est en larmes. Madame Annie demande à Grégoire ce qui est arrivé, mais les mots qu’il prononce sont difficiles à comprendre.

Son ami Xavier arrive à la rescousse.

– Grégoire est fâché parce qu’il voulait une carotte et Simon n’a pas voulu lui en donner, explique-t-il.

– Mais comment as-tu réussi
à comprendre Grégoire ?
demande madame Annie.
– C'est facile, je peux lire
dans ses yeux. Quand il fait
ces gros yeux-là, c'est qu'il est fâché.
Madame Annie explique
aux enfants :
– Grégoire a plus de difficulté
que vous à s'exprimer et à faire
des phrases. Il a besoin
de notre aide. Il faudra être
patients avec lui, bien
l'écouter et surtout, faire
comme Xavier et lire dans ses yeux
lorsqu'il nous parle.

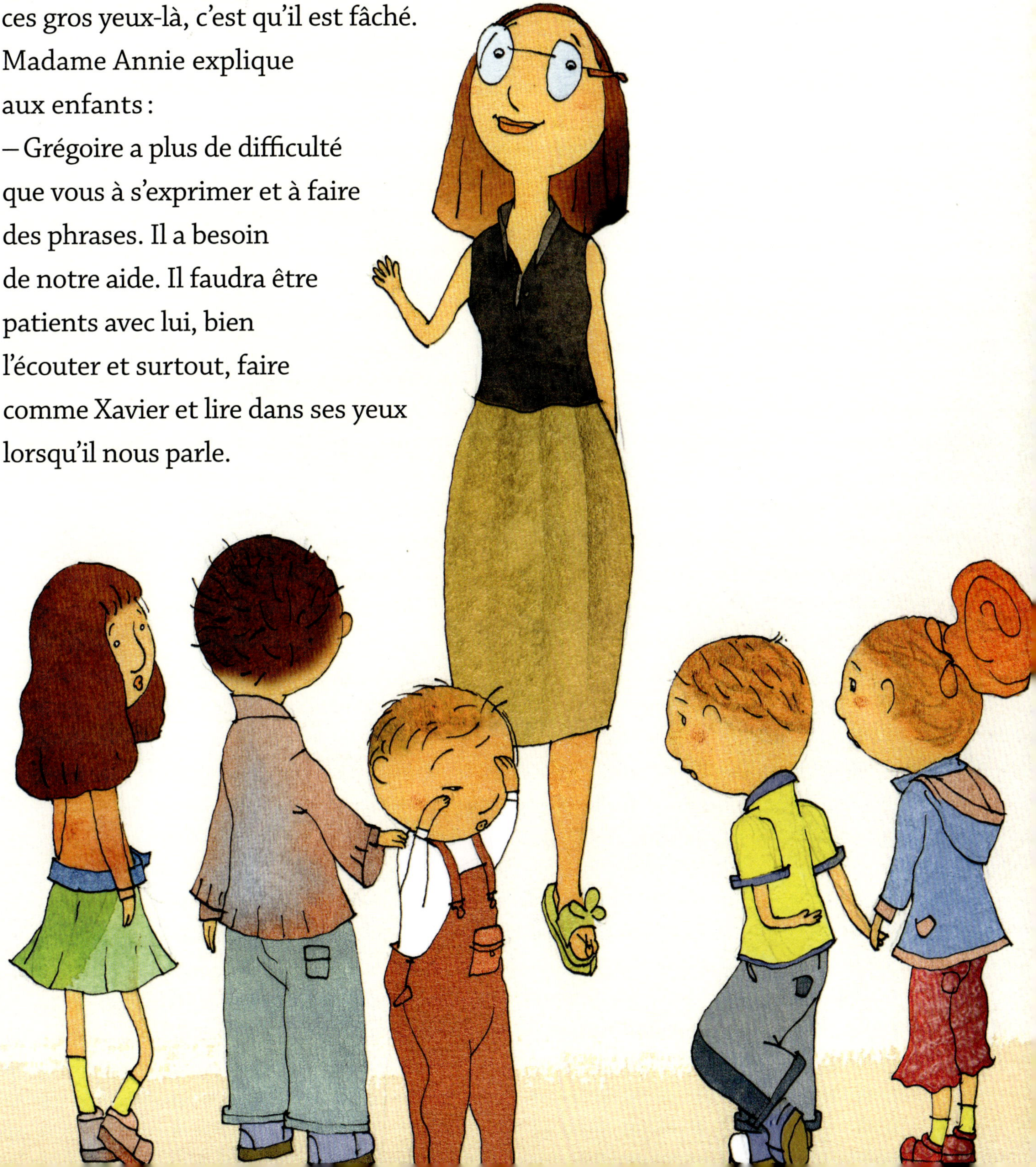

Quelques semaines plus tard, l'orthophoniste de l'école vient dans la classe. Elle explique à tous les élèves que leur camarade est dysphasique et qu'il a un problème de langage.

– Grégoire a commencé à parler beaucoup plus tard que les autres enfants. Il ne comprend pas encore bien toutes les phrases ni toutes les explications. Il a aussi de grandes difficultés à bien prononcer les mots et à dire ce qu'il pense. Mais, vous savez, il est intelligent et il a plusieurs autres talents.

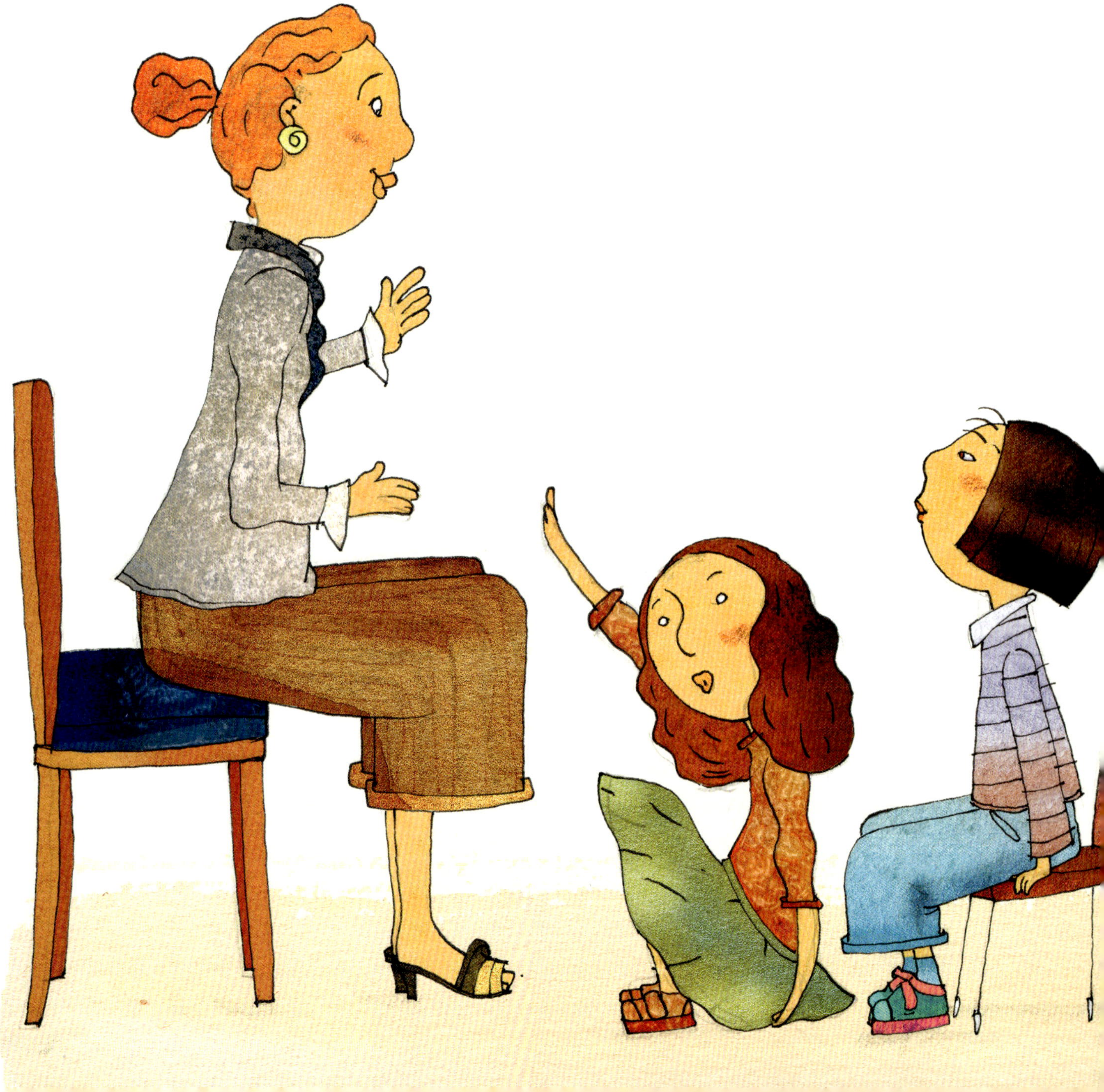

Justine lève la main :

– Avez-vous vu comment il dessine les ratons laveurs ? s'écrie-t-elle. Ils sont très drôles et ils volent.

– Tu as raison, répond l'orthophoniste. Grégoire a un très bon sens de l'observation et surtout beaucoup d'imagination. Il arrive à communiquer de plusieurs façons, par exemple grâce à ses dessins.

Grégoire a de la chance. Une fois par semaine, il va dans le bureau de l'orthophoniste faire des jeux et des activités spéciales qui vont l'aider à mieux parler et à comprendre.

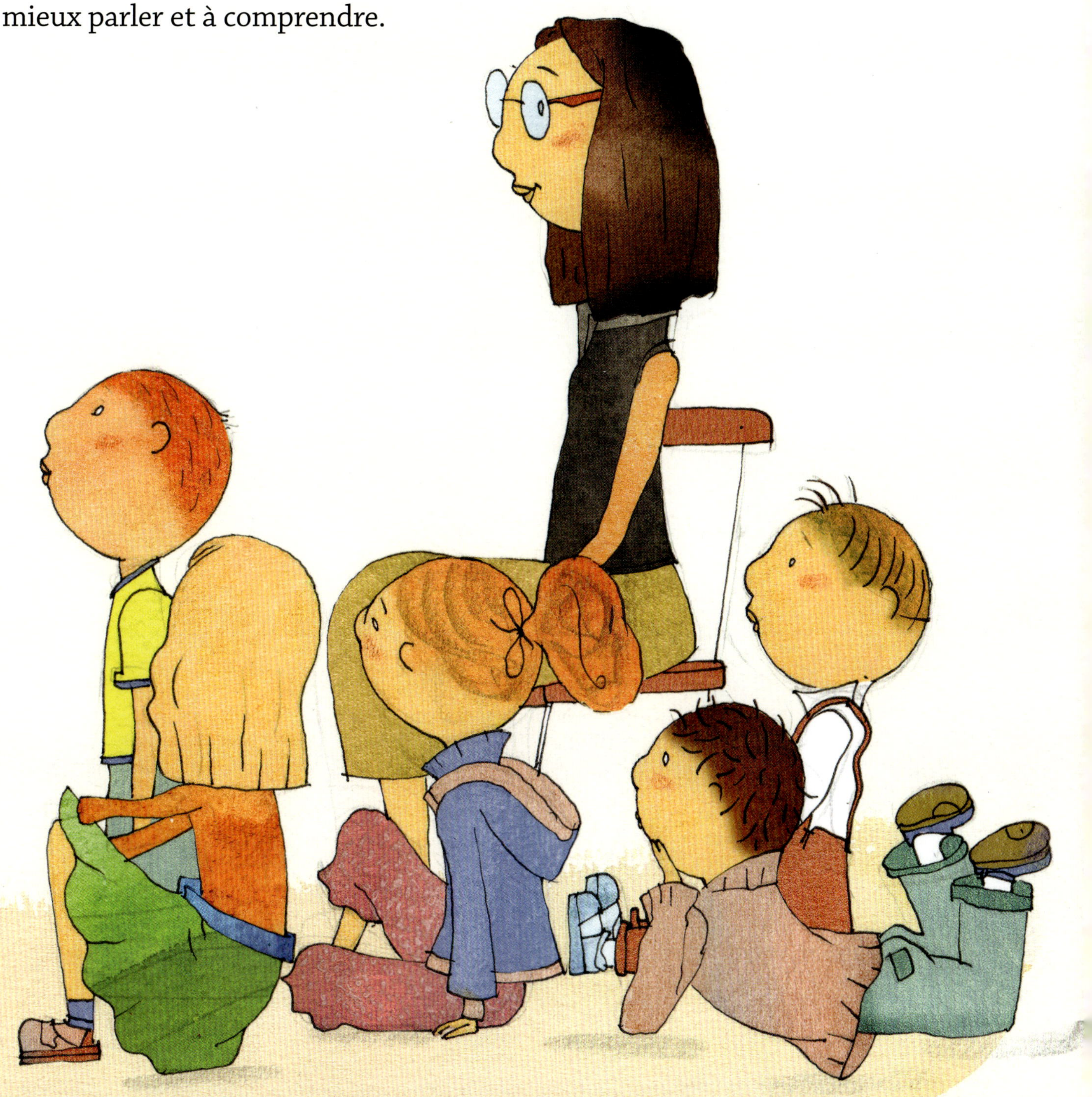

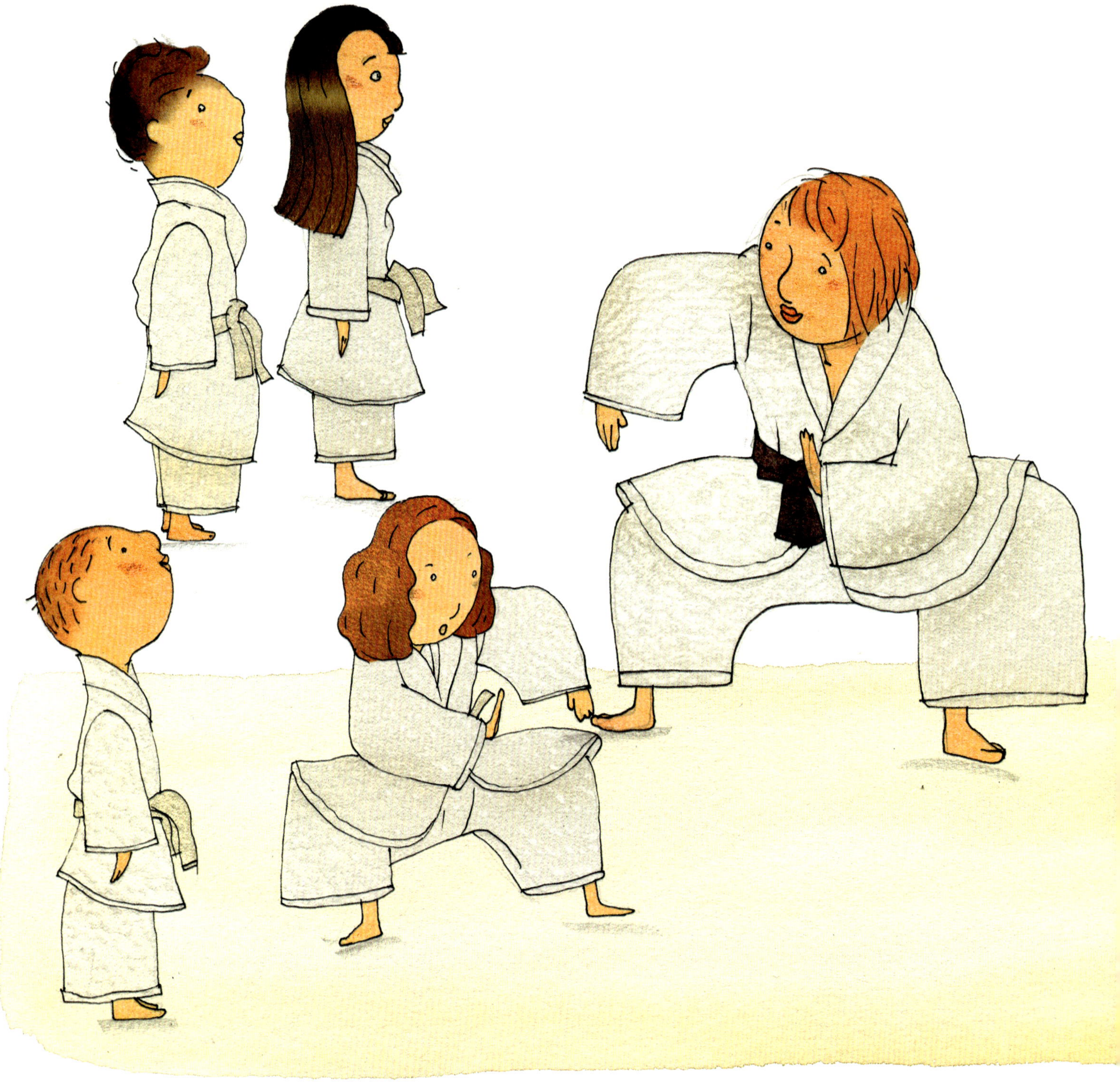

Le samedi matin, Grégoire va à son cours de taekwondo. Il porte avec fierté son petit dobok et sa ceinture jaune. Il écoute bien et, surtout, il regarde attentivement tous les mouvements de son professeur. Il peut imiter très facilement les coups de pied avant et les coups de pied arrière. Il se répète les mots coréens dans sa tête : *ap cha gee, dwee cha gee, yup cha gee.* On dirait de la musique.

Après l'échauffement, c'est le moment du combat. Grégoire adore ça !
Il s'imagine qu'il se bat contre un gros dragon.
Lorsque vient son tour, il domine facilement son adversaire en criant *Yhiii*.
– Bravo ! crient tous les participants en l'applaudissant.
Grégoire a gagné le combat. C'est une autre petite victoire pour lui.

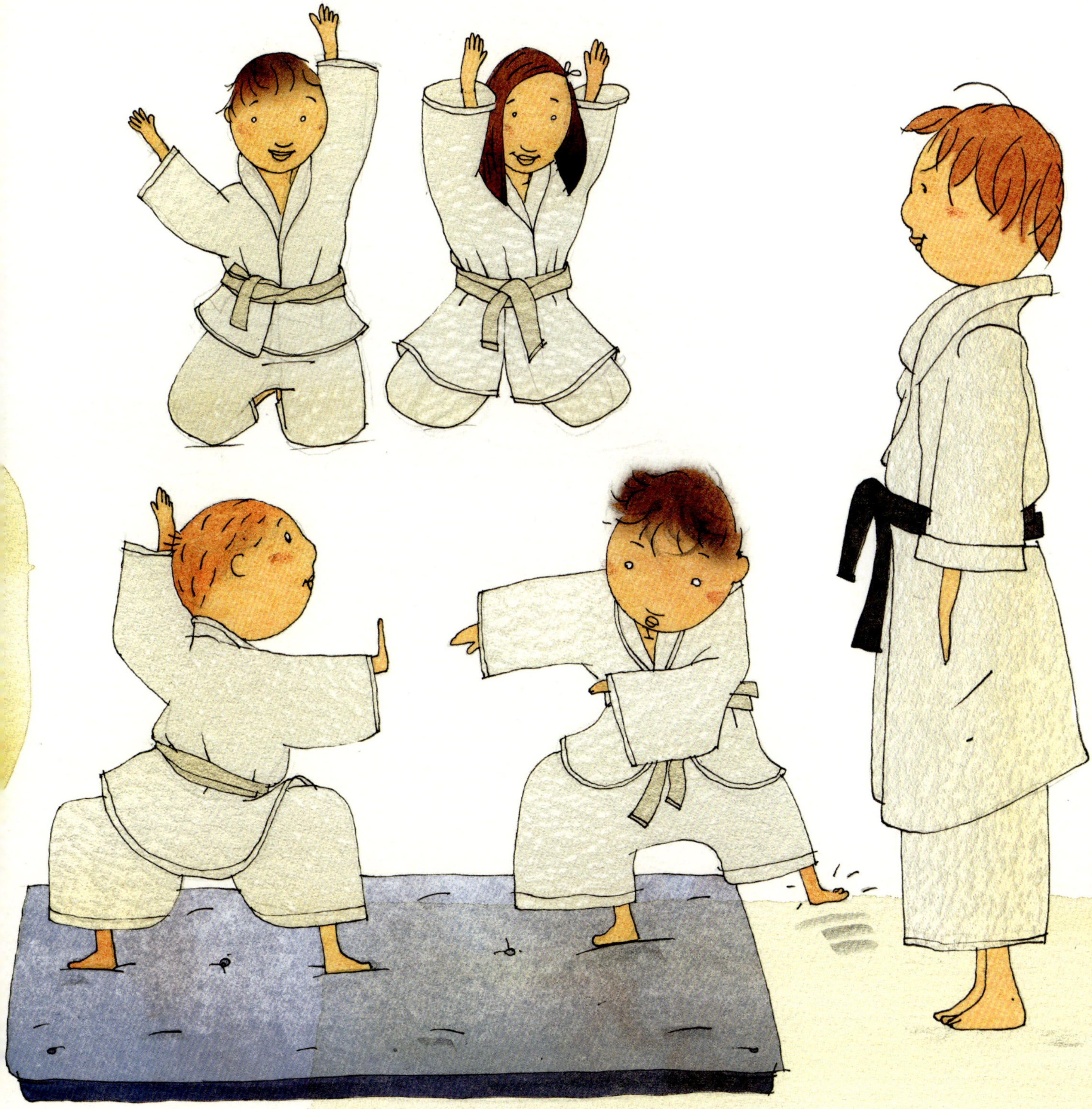

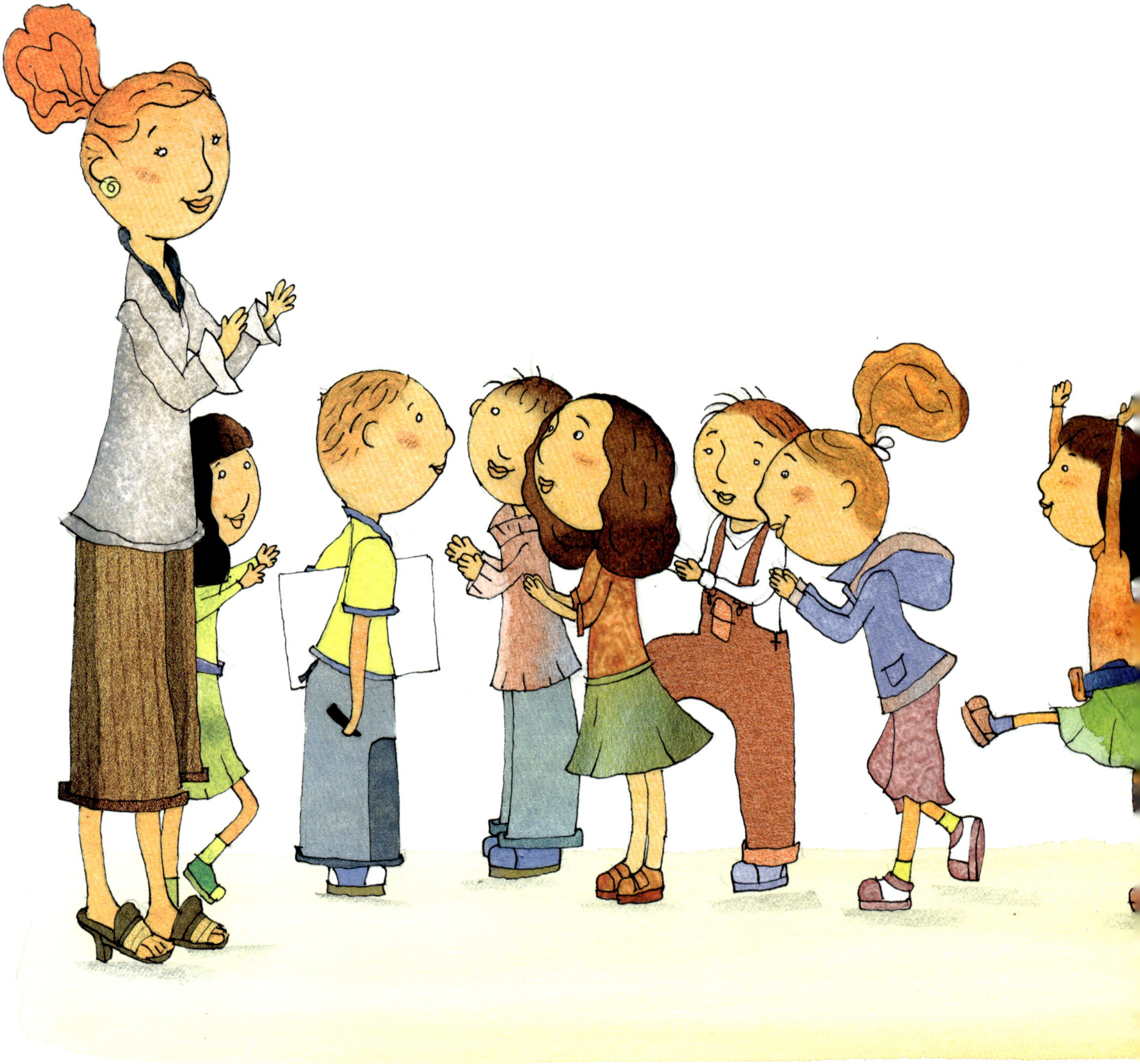

Maintenant, les élèves de la classe connaissent mieux Grégoire.
Ils ont pris l'habitude de lire dans ses yeux.
Et puis, Grégoire parle mieux qu'avant. Il progresse vite avec l'aide de ses camarades. C'est ce qu'a dit son orthophoniste à toute la classe.

– Bravo, les enfants ! Vous faites un beau travail d'équipe.

Chaque matin, madame Annie présente le programme de la journée. D'un simple coup d'œil sur le calendrier, Grégoire peut savoir ce qu'il va faire à l'école.

– Aujourd'hui, nous irons à la bibliothèque après le repas, dit-elle en épinglant une petite illustration de livre sous celle des pommes.

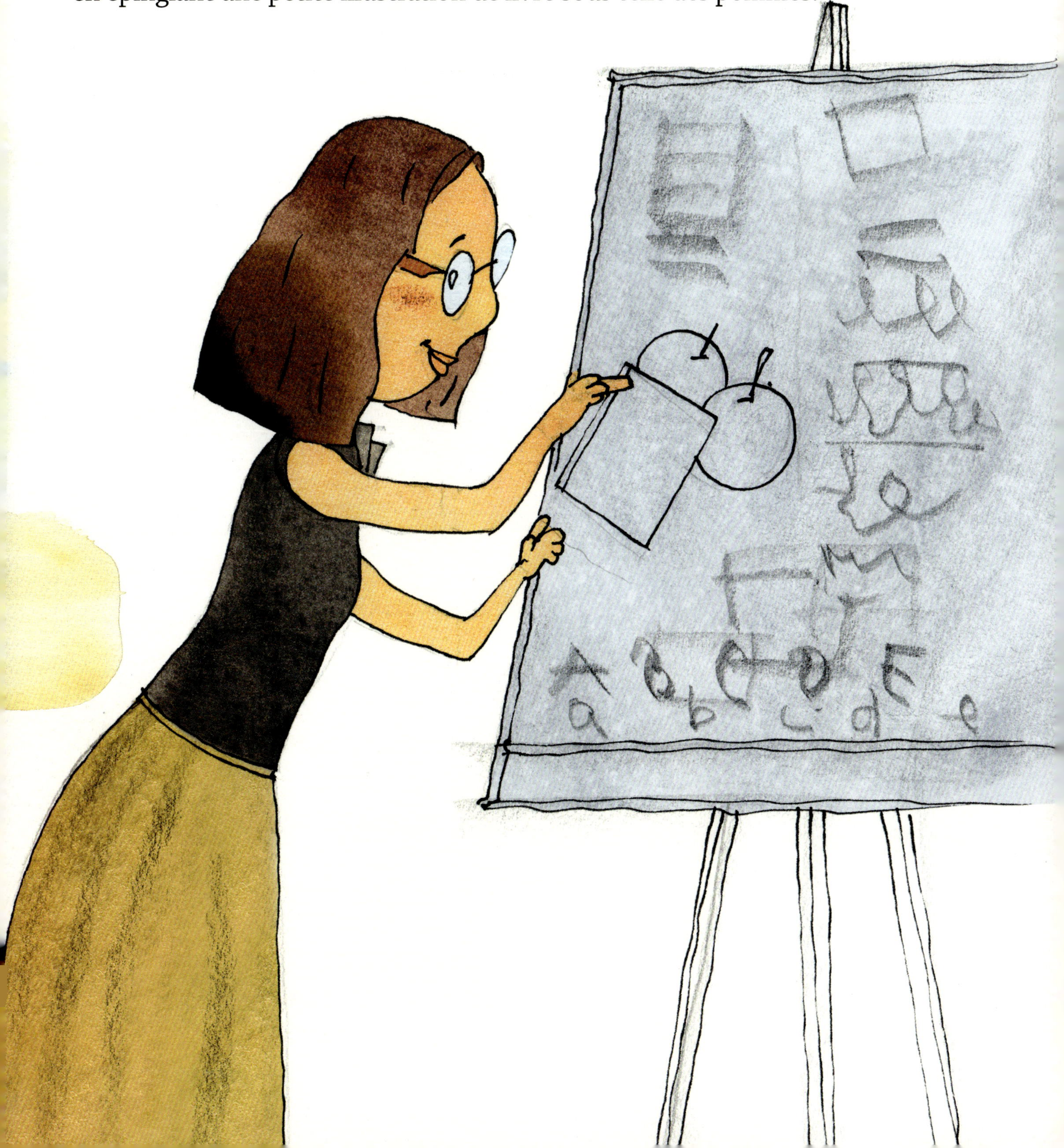

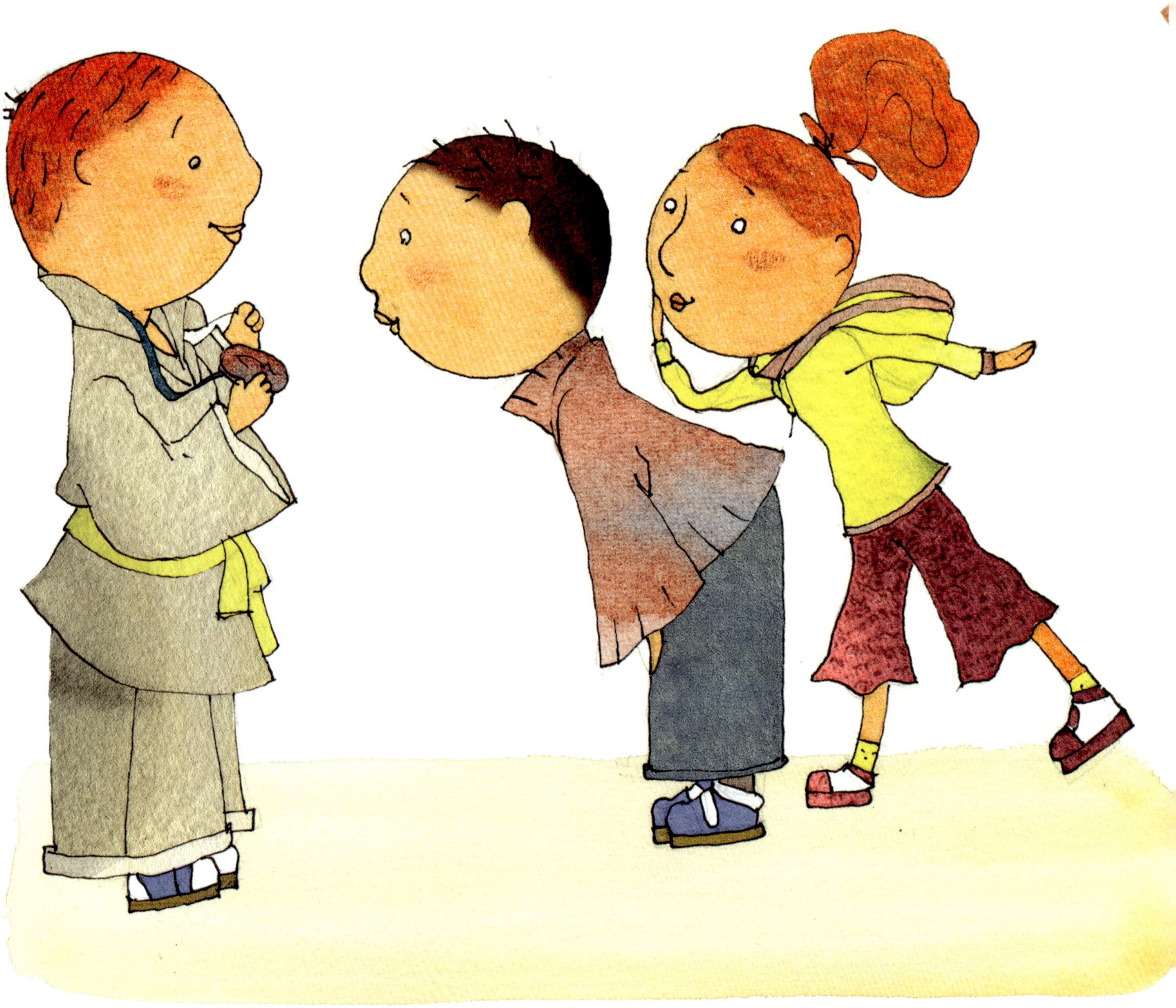

Grégoire est fier de ses petites victoires. Il colle des dessins partout : dans sa chambre, dans la cuisine et même dans la salle de bains. Il connaît de nouveaux mots comme *multicolore* et prend son temps pour bien prononcer. Hier, il a apporté à l'école les médailles qu'il a gagnées dans une compétition de taekwondo. Il a même revêtu son dobok pour faire une démonstration de ses fameux coups de pied.

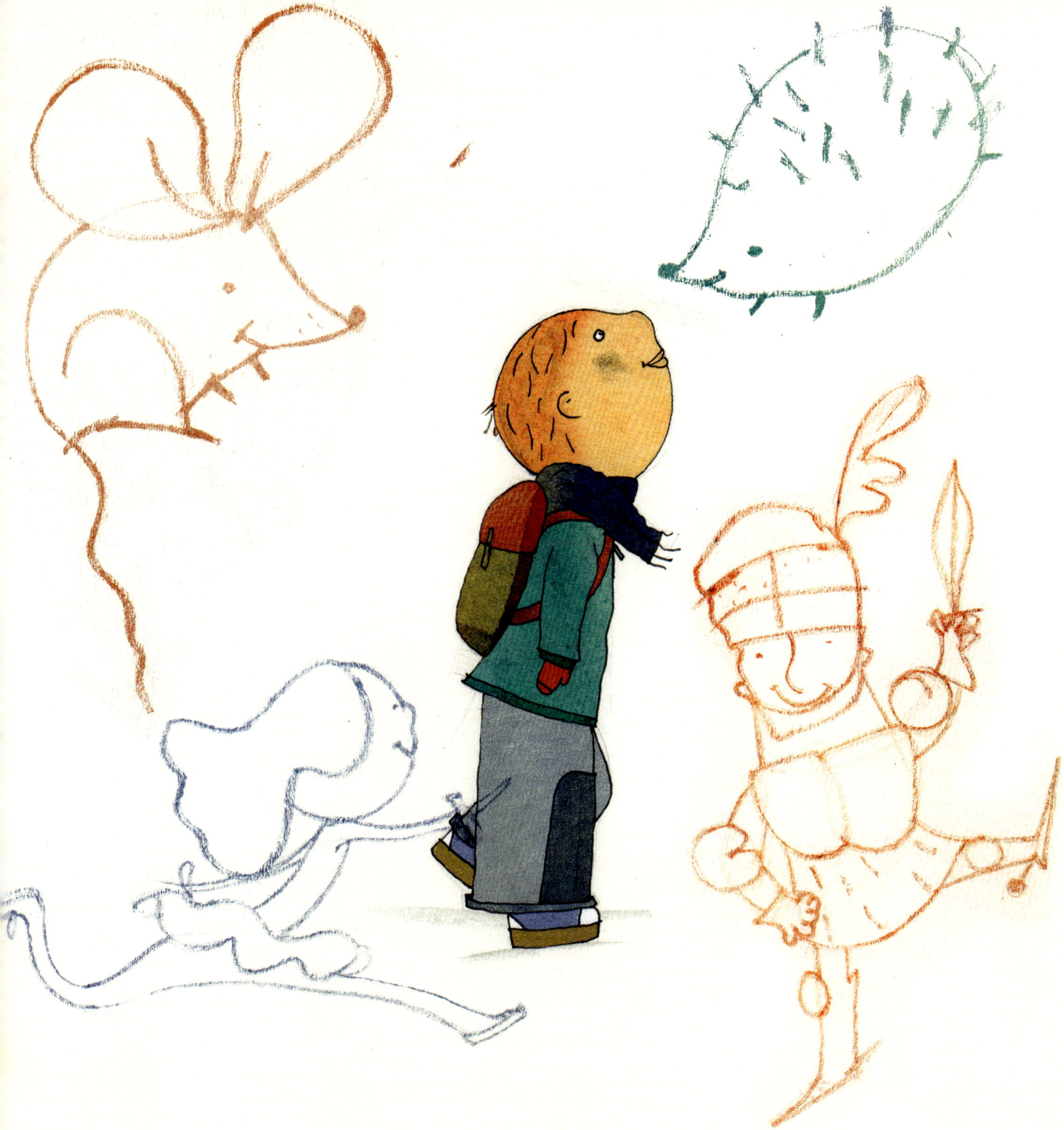

Grégoire est heureux d'aller à l'école. Il connaît maintenant le prénom de tous ses amis. Il a même imaginé un personnage pour chacun d'eux. Il y a Ophélie la souris, Xavier le chevalier, Justine la ballerine, Simon le hérisson... Et, bien sûr, Grégoire le jaguar aux yeux noirs, qui évolue au rythme de ses petites victoires.

Pour en savoir plus

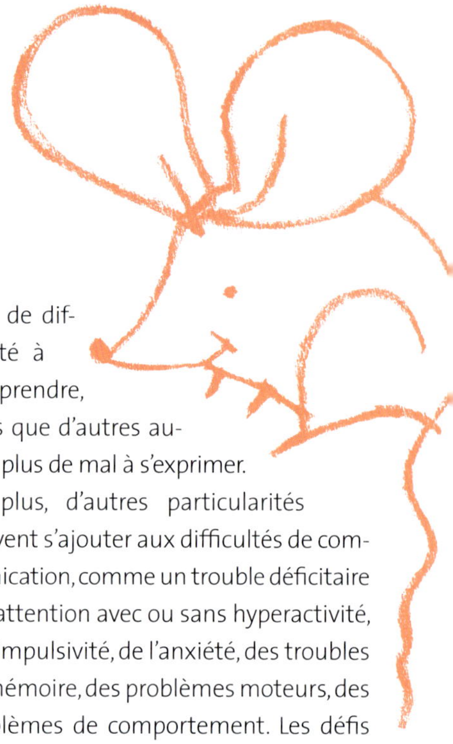

L'histoire de Grégoire raconte la réalité d'un enfant de cinq ans qui présente une difficulté significative et persistante touchant ses habiletés langagières. Cette difficulté est appelée dysphasie.

Qu'est-ce que la dysphasie ?

La dysphasie est un trouble primaire du langage. Ce trouble est spécifique, sévère et persistant. Il entrave les habiletés de communication de l'enfant, l'empêche de bien traiter les unités linguistiques de sa langue maternelle et de les générer, en dépit de capacités intellectuelles suffisantes, d'une stimulation adéquate et de la participation à des expériences de vie variées. Ce trouble persiste malgré une stimulation intensive, une rééducation régulière et soutenue ainsi que des interventions éducatives adaptées aux besoins de l'enfant.

L'enfant dysphasique dispose de capacités cognitives comparables à la moyenne des enfants de son âge, à l'exception des capacités relatives au langage. Pourtant, il ne peut réaliser toutes les tâches et participer à des activités comme les enfants de son âge. Ce trouble d'acquisition du langage peut également entraîner des limitations dans le développement des habiletés sociales.

L'enfant dysphasique peut vivre des situations de handicap dans plusieurs sphères de sa vie. Considérant le fait qu'il peut devenir conscient de ses incapacités, il est souhaitable de lui proposer régulièrement des situations où il pourra vivre des succès et faire appel à ses forces, afin de préserver son estime de soi. Pour ce faire, le parent ou l'enseignant pourra adapter certaines tâches et activités aux capacités de l'enfant, faire des démonstrations, lui apporter un soutien visuel, aménager certains contextes d'apprentissage afin de réduire les conséquences des limitations de l'enfant sur le plan de la communication.

Comment se manifeste la dysphasie ?

Les portraits et la sévérité des manifestations de la dysphasie varient selon les enfants. Ainsi, certains d'entre eux auront plus de difficulté à comprendre, alors que d'autres auront plus de mal à s'exprimer. De plus, d'autres particularités peuvent s'ajouter aux difficultés de communication, comme un trouble déficitaire de l'attention avec ou sans hyperactivité, de l'impulsivité, de l'anxiété, des troubles de mémoire, des problèmes moteurs, des problèmes de comportement. Les défis sont alors plus importants.

La compréhension

Comprendre le langage est une capacité de haut niveau ; il faut être capable d'écouter le message, de le mémoriser, puis de faire le lien entre ce qu'on a entendu et ses connaissances antérieures, et d'interpréter toutes les unités linguistiques de même que les rapports qui les unissent. L'enfant dysphasique acquiert cette capacité plus tard et plus difficilement qu'un autre enfant du même âge. Cette difficulté persiste dans le temps et touche l'acquisition des concepts concrets, puis plus tard, l'apprentissage des concepts abstraits, la compréhension des expressions, de l'humour et des subtilités du langage.

Pour illustrer une difficulté de compréhension, imaginons, par exemple, qu'un élève reçoive la directive suivante : « Encercle les objets carrés en rouge, et les objets triangulaires, en bleu. » Pour respecter la consigne, l'élève doit avoir une connaissance des concepts *carré* et *triangle*, des couleurs *rouge* et *bleu* et de la demande *encercle*.

Pour un jeune élève dysphasique, cette tâche deviendra possible si l'enseignant lui explique individuellement le travail à faire, lui offre un soutien visuel accru, et

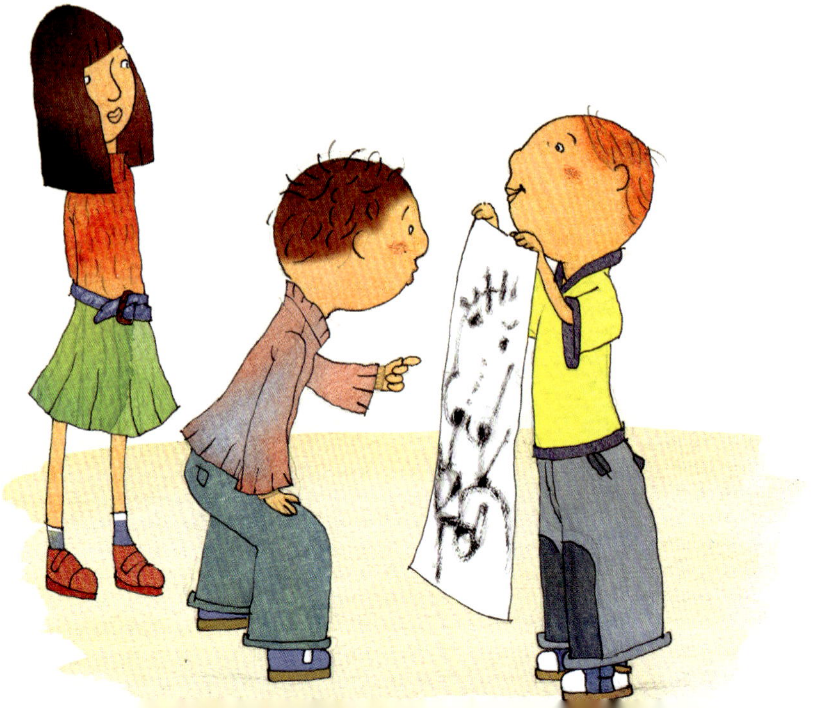

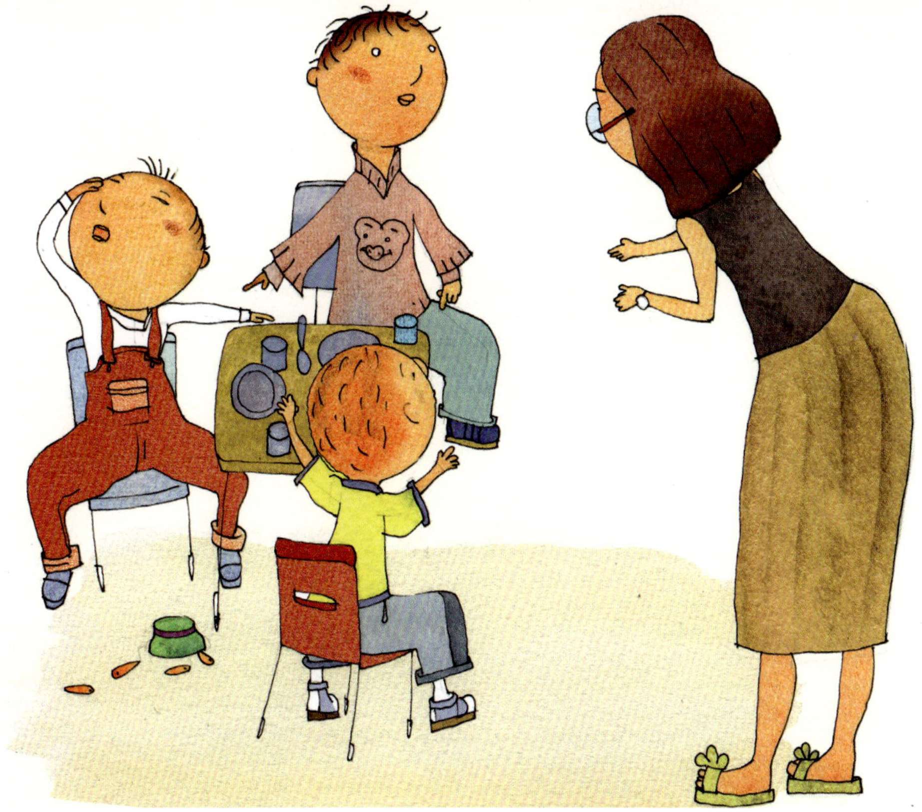

lui démontre la tâche à réaliser à l'aide d'un exemple. L'enfant peut souvent compenser ses déficits de traitement verbal à l'aide de ses forces visuelles.

L'expression

La capacité à emmagasiner les connaissances lexicales, à les organiser et à y avoir accès au bon moment constitue souvent un défi de taille pour les enfants dysphasiques. Souvent, ils ont un vocabulaire moins développé que celui de la moyenne des enfants de leur âge et utilisent les mêmes mots ou des mots imprécis, (*chose, truc, affaire*...), ou encore, ils cherchent leurs mots. Les enfants dysphasiques ont également de la difficulté à acquérir la capacité de **structurer les phrases** et de formuler leurs idées de façon claire et précise. Ils éprouvent de grandes difficultés à bien organiser leurs idées en phrases, à formuler des phrases complètes et à agencer les constituants dans l'ordre attendu. On remarque chez certains d'entre eux plus d'hésitations lorsqu'ils doivent formuler des phrases complexes leur demandant un plus haut niveau d'organisation de l'information. Leur maîtrise du **système phonologique** (c'est-à-dire la prononciation de tous les sons de la langue et leur enchaînement) comporte souvent des processus de transformation dont l'atteinte peut varier en sévérité. La rééducation en orthophonie leur permet de poursuivre leurs apprentissages et de réduire petit à petit l'écart qui les sépare de la moyenne des enfants de leur âge.

La communication

Les enfants dysphasiques présentent la plupart du temps des déficits sévères touchant l'expression verbale et vivent des échecs répétés dans les situations de communication puisqu'ils ont beaucoup de mal à entretenir une courte conversation. Un enfant de cinq ans qui ne se fait pas bien comprendre, alors qu'il a le désir de communiquer et un message important à transmettre, peut rapidement devenir frustré. Cette frustration peut se traduire par des comportements agressifs, du découragement ou un retrait suite aux échecs répétés, des réactions de peine ou de pleurs, et souvent, des impacts importants sur l'estime de soi.

C'est pourquoi il est important que les intervenants encouragent l'enfant, par exemple en prenant plus de temps pour bien comprendre ce qu'il dit, en utilisant tous les éléments du contexte ou en incitant l'élève à compléter ses messages en utilisant des gestes, en pointant, en démontrant ou en donnant des exemples.

Les forces de l'enfant dysphasique

Chaque enfant a un profil cognitif distinct, chacun ayant ses points forts et des défis plus importants. Les enfants dysphasiques disposent le plus souvent de capacités dans la sphère de la moyenne en ce qui a trait aux habiletés perceptuelles et non verbales, mais présentent un déficit significatif sur le plan des capacités verbales. Il n'est pas rare qu'un jeune dysphasique ait un talent particulier en dessin, dans un sport ou en musique, par exemple. En valorisant ses talents et ses succès, non seulement on contribue au développement de son estime de soi, mais on incite l'enfant à utiliser ses forces pour compenser ses difficultés.

L'exemple de Grégoire

Grégoire, un petit garçon de cinq ans qui commence à fréquenter la maternelle, ne comprend pas tout ce qu'on lui dit. Il ne connaît pas son nouvel environnement et ne comprend pas ce qu'on attend de lui. Il cherche des repères visuels autour de lui. Après avoir repéré un visage connu, celui de Xavier, il se sent rassuré et cherche à établir un contact avec son ami. À l'inverse, lorsque l'enseignante s'adresse au groupe, il ne se sent pas concerné et s'amuse de détails visuels tels que les dents ou les lunettes de madame Annie. Comme elle ne fait pas encore partie de son monde familier, il ne comprend pas bien son langage ni ses

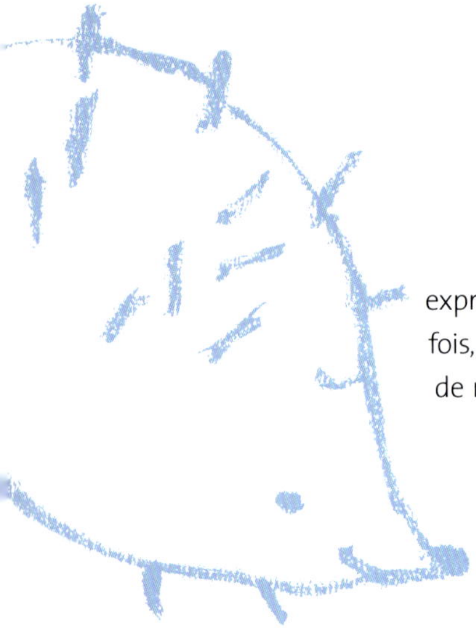

expressions. Toutefois, il acquiert vite de nouvelles compétences pour entrer en relation avec elle, car elle devient une personne significative pour lui.

Depuis qu'il a fréquenté la garderie, Grégoire a pris l'habitude d'imiter ses petits camarades, car il est continuellement à la recherche d'indices pour compenser sa compréhension incomplète des messages verbaux. Il ne se rend pas toujours compte qu'il ne comprend pas, mais sa stratégie est efficace, puisqu'elle lui permet de faire ce qu'on attend de lui, comme les autres élèves de son groupe.

Grégoire utilise ses forces pour compenser ses faiblesses. En effet, il est très observateur et remarque de nombreux petits détails qui lui sont souvent très utiles pour fonctionner dans la vie quotidienne. De plus, Grégoire a une bonne dextérité manuelle et a un talent plus marqué que la moyenne pour le dessin. Il utilise donc ce médium pour entrer en relation avec ses pairs.

Grégoire a le désir de communiquer. Il vit des expériences stimulantes et veut en faire part à ses camarades. Mais il n'est pas très habile et ne respecte pas facilement les règles de partage et de communication. Il veut parler dès que l'idée surgit dans sa tête, sans prendre le temps de demander la parole ni s'apercevoir qu'il peut décevoir son voisin. Peu à peu, avec un soutien visuel adapté et des rappels fréquents, il se fera une représentation mentale plus concrète de ces règles.

Par ailleurs, lorsque Grégoire n'est pas bien compris des autres, il peut ressentir un sentiment d'échec, ce qui peut faire monter la tension. Il peut alors adopter de mauvais comportements, comme lorsqu'il lance le petit contenant de carottes de son ami Simon. La meilleure chose à faire à ce moment-là est de montrer à l'enfant que l'on comprend sa frustration et d'attendre qu'il soit plus calme pour faire un retour sur l'événement. Une autre bonne stratégie consiste à poser des questions fermées, auxquelles l'enfant n'aura qu'à répondre par oui ou par non, afin de cerner la situation pour trouver une solution au problème.

Dans la classe de madame Annie, Grégoire avait la chance de bien se faire comprendre par son ami Xavier qui « lisait dans ses yeux ». L'enseignante a utilisé la même image pour demander la collaboration de tous. Les enfants d'un même groupe d'âge partagent les mêmes goûts et la même interprétation des événements. De ce fait, il est plus facile pour les petits camarades de Grégoire de lui donner des explications simplifiées et de faire des démonstrations qui lui seront utiles pour mieux comprendre les consignes. De son côté, l'enseignante a vite compris que tous ses élèves étaient des alliés pour mettre en place une série de petits moyens pour réduire les obstacles qui pourraient nuire à Grégoire en raison de sa difficulté de communication. Ils ont fait un bon travail d'équipe, et tout le monde est gagnant.

Grégoire peut ainsi connaître des succès et dépasser progressivement ses limites tout en construisant ses connaissances au gré de ses victoires.

Danielle Noreau, orthophoniste

RESSOURCES

Ordre des orthophonistes
et audiologistes du Québec
www.ooaq.qc.ca

Association canadienne
des orthophonistes et audiologistes
www.caslpa.ca

Association québécoise de la dysphasie
www.langagequebec.ca

Association de parents d'enfants
aphasiques et dysphasiques
www.dysphasie.be

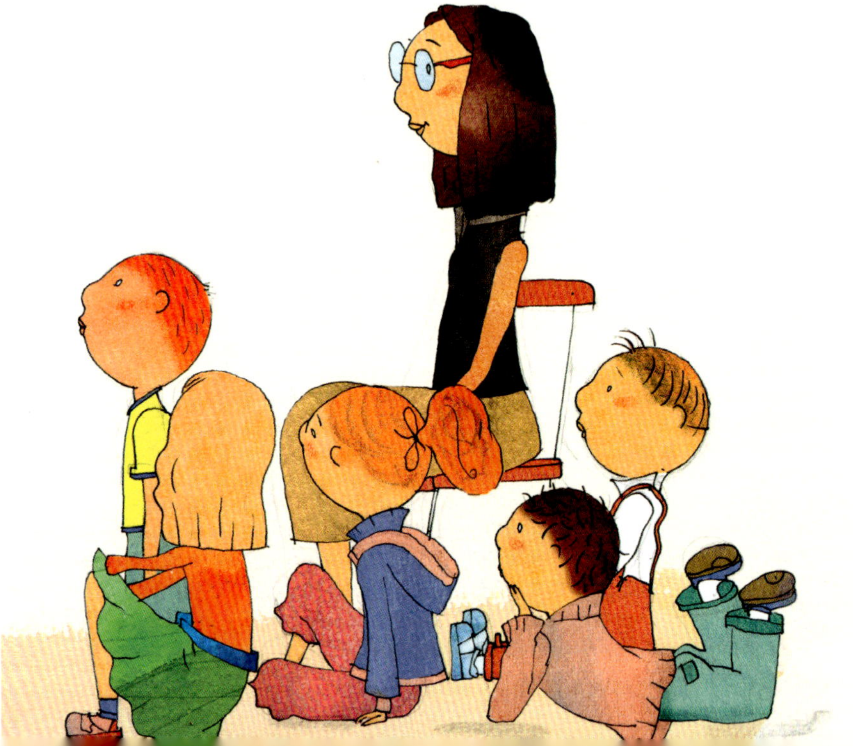

Collection
Une histoire sur...

Le lion dans la tête de Ludovic
Une histoire sur... l'hyperactivité

Le défi de Camille
Une histoire sur... l'asthme

Léon se trouve trop rond
Une histoire sur... le surplus de poids

Le premier hiver de Max
Une histoire sur... la prématurité

L'opération de Lucas
Une histoire sur... la chirurgie d'un jour

L'accident de Marika
Une histoire sur... le handicap physique

Théo veut bien voir
Une histoire sur... les lunettes

Benjamin n'aime pas lire
Une histoire sur... la dyslexie

Le secret de Mia
Une histoire sur... l'abus sexuel

Les nœuds dans la gorge d'Ariane
Une histoire sur... le bégaiement

Anaïs voit rouge
Une histoire sur... la colère

Qu'est-ce que tu dis, Coralie ?
Une histoire sur... la prononciation

Pas de noix pour Sara
Une histoire sur... les allergies alimentaires

Samantha a perdu son papa
Une histoire sur... le deuil

Émilie a perdu sa mamie
Une histoire sur... le deuil

Le monde d'Éloi
Une histoire sur... l'autisme

Sam apprend à aimer l'école
Une histoire sur... la motivation

Amina subit le racisme
Une histoire sur... la diversité culturelle

Les cauchemars de Léonard
Une histoire sur... le sommeil

Élisabeth a peur de l'échec
Une histoire sur... l'anxiété

Juliette a un petit frère
Une histoire sur... la jalousie

Les difficultés de Zoé
Une histoire sur... la déficience intellectuelle

Trop de stimuli pour Alexis
Une histoire sur... l'hypersensibilité

Il était une fois Charles
Une histoire sur... le courage

Papi Lou oublie tout
Une histoire sur... l'Alzheimer

Mathis n'aime pas les maths !
Une histoire sur... la dyscalculie

Les maladresses d'Agnès
Une histoire sur... la dyspraxie

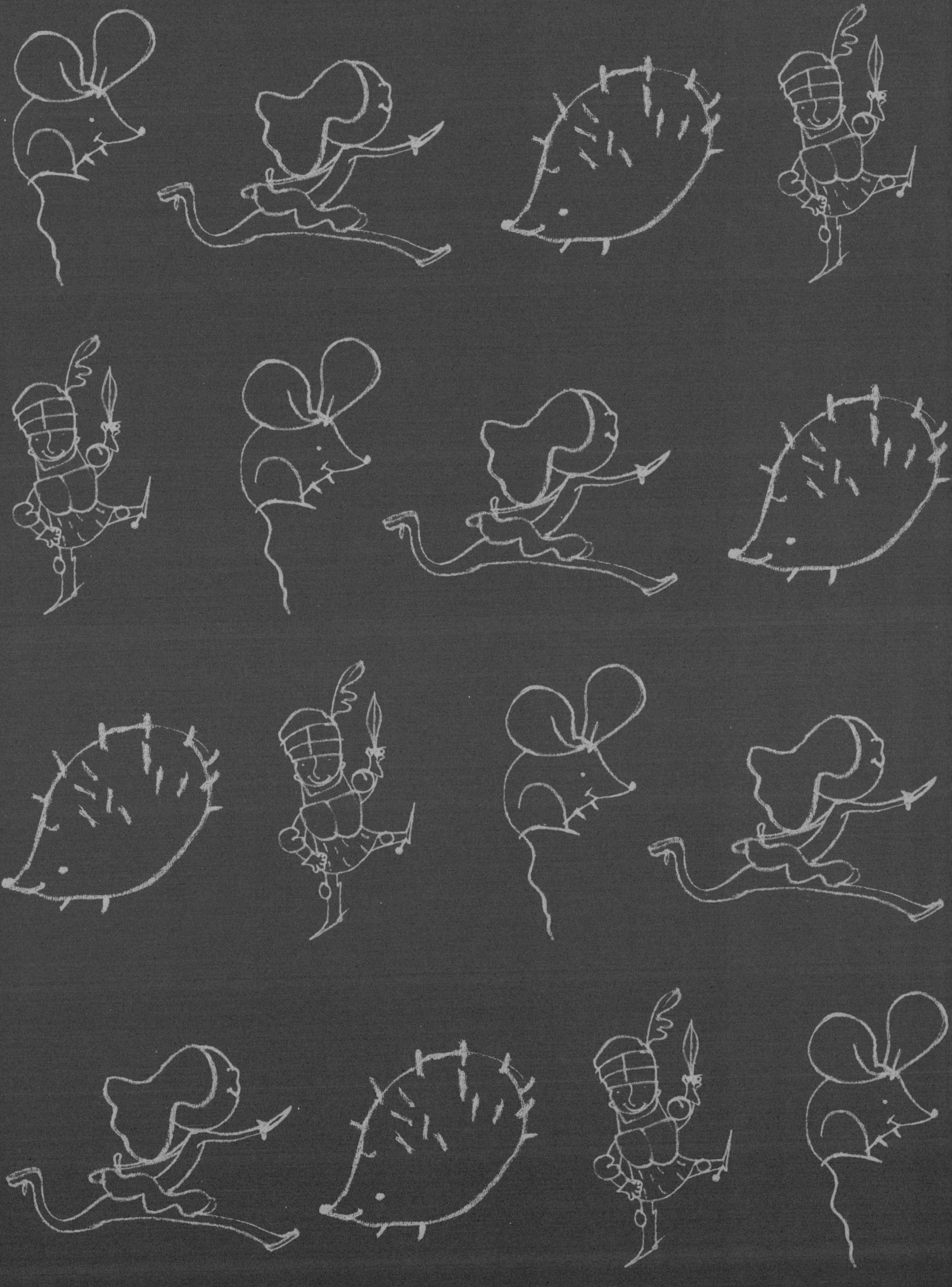